频闪喉镜
临床应用
——咽喉疾病视频图谱

Video Atlas of Strobolaryngoscopy:
Laryngeal Disorders

徐 文 著　　韩德民 审

人民卫生出版社

图书在版编目（CIP）数据

频闪喉镜临床应用：咽喉疾病视频图谱 / 徐文著. —北京：人民卫生出版社，2017

ISBN 978-7-117-24415-2

Ⅰ. ①频… Ⅱ. ①徐… Ⅲ. ①喉镜检－图谱 Ⅳ. ①R767.04-64

中国版本图书馆 CIP 数据核字（2017）第 081103 号

| 人卫智网 | www.ipmph.com | 医学教育、学术、考试、健康，购书智慧智能综合服务平台 |
| 人卫官网 | www.pmph.com | 人卫官方资讯发布平台 |

频闪喉镜临床应用——咽喉疾病视频图谱

著　　者：徐　文

出版发行：人民卫生出版社（中继线 010-59780011）

地　　址：北京市朝阳区潘家园南里 19 号

邮　　编：100021

E - mail：pmph @ pmph.com

购书热线：010-59787592　010-59787584　010-65264830

印　　刷：北京盛通印刷股份有限公司

经　　销：新华书店

开　　本：787×1092　1/16　印张：8　插页：1

字　　数：150 千字

版　　次：2017 年 5 月第 1 版　2021 年 11 月第 1 版第 3 次印刷

标准书号：ISBN 978-7-117-24415-2/R · 24416

定　　价：128.00 元

打击盗版举报电话：010-59787491　E-mail：WQ @ pmph.com

（凡属印装质量问题请与本社市场营销中心联系退换）

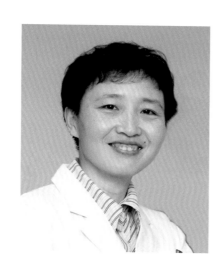

作者简介 ‥‥‥‥

徐 文

医学博士

教授

主任医师

博士研究生导师

现任

首都医科大学附属北京同仁医院耳鼻咽喉头颈外科 - 咽喉科主任

主要从事咽喉科疾病及嗓音疾病临床诊治及研究

兼任

中华医学会耳鼻咽喉 - 头颈外科分会嗓音学组副组长

国际嗓音协会大中国区常务副主席

国际言语及嗓音学会（IALP）委员

中国艺术医学会嗓音专业委员会副主任委员

中国医疗保健国际交流促进会胃食管反流多学科分会副主任委员

中国医疗保健国际交流促进会睡眠医学分会常委

中华医学会儿科学分会耳鼻咽喉学组委员

北京医师协会理事

北京中西医结合耳鼻咽喉科专业委员会委员

美国嗓音医学杂志 *Journal of Voice* 编委

《中华耳鼻咽喉头颈外科杂志》等核心期刊编委

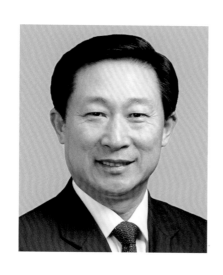

耳鼻咽喉头颈外科国家的学科领军人物

曾任首都医科大学附属北京同仁医院院长、北京市耳鼻咽喉科学研究所所长

三次获"国家科学技术进步奖二等奖"

2012 年被授予联合国"南 - 南国际人道主义精神奖"，是全球第一位获此殊荣的医生

现任

中国医疗保健国际交流促进会会长

华夏医学科技奖理事会理事长

首都医科大学北京医学中心主任

世界华人耳鼻咽喉头颈外科理事会理事长

中国医师协会耳鼻咽喉头颈外科学分会名誉会长

首都医科大学耳鼻咽喉科学院院长

世界卫生组织（WHO）防聋合作中心主任

全国防聋治聋技术指导组组长

审阅者简介 ·······

韩德民
中国工程院院士
医学博士与医学哲学博士
博士研究生导师

前　言
Preface

随着现代化社会进程加速、各类刺激因素增加、人们生活节奏加快，咽喉疾病发病率显著增高。由于咽喉部位置深在，生理功能复杂，承担着发音、呼吸、吞咽、免疫防御等重要的功能，检查时常常需要借助内镜来进行观察。内镜检查是咽喉部疾病诊断的基础，包括间接喉镜、纤维喉镜、电子喉镜、频闪喉镜、窄带成像内镜、直接喉镜等检查。我们知道，声带振动是发音的基础，普通喉镜检查无法观察发音时声带的快速振动，而频闪喉镜检查集形态及功能检查于一体，除可以观察喉部及部分下咽结构特征及病变外，其最大的优势在于可以通过对快速声带振动的"慢相"的观察，获得声带振动特征的多种信息，为正常及异常嗓音功能检测提供了新的诊断和研究方法，目前在临床嗓音功能评估及咽喉、嗓音疾病诊断中发挥着重要的作用。频闪喉镜检查在国外已广泛应用于咽喉疾病的临床诊断，并已成为嗓音疾病评估的必备检查。但由于缺乏相应的专业基础和操作技能，我国医生对频闪喉镜结果的判定也尚未充分掌握，很多医院对频闪喉镜的认识需要进一步加深。

本书为目前国内唯一专门针对频闪喉镜检查技术进行深度解读的专著，全书分为两篇：一是频闪喉镜检查概述，二是常见咽喉科疾病的频闪喉镜表现。其中，前者包括频闪喉镜检查的基本原理、设备、参数、操作步骤与技巧、观察项目及注意事项；后者涵盖了临床最常见的30余种咽喉科疾病的频闪喉镜表现和诊断要点，并附相应频闪喉镜检查视频。

本书特色之一是"看图说话"。书中近300幅高清频闪喉镜检查图片均来自精心挑选的代表性极强的病例，图相应的说明文字言简意赅，涵盖简要病史和频闪喉镜检查的详尽描述。本书另一特色是"动静结合"。书中附有18例动态频闪喉镜检查视频。读者在阅读本书的同时，可通过扫描书中二维码即可轻松观看频闪喉镜动态视频，观察声带振动特征，结合纸书图文可快速掌握频闪喉镜检查及诊断要点。

愿以最贴近临床医师的视角为广大耳鼻咽喉科年轻医师、基层医师及研究生提供一册精炼明了、即读即用的频闪喉镜检查与咽喉疾病解读参考书。

2017 年 3 月

第二篇　咽喉疾病内镜表现 ————— 21
Endoscopic Appearances of Laryngopharyngeal Disorders

观看方法提示：

1. 手机扫描书后带有涂层的二维码，按界面提示注册新用户。

2. 刮开涂层，输入激活码"激活"后，按界面提示下载"人卫图书增值"APP

3. 点击 APP 进入登录界面。用 APP 中"扫码"功能扫描书中二维码，即可观看视频。

注：已下载 APP 的用户，可直接用 APP 中"扫码"功能扫描书中二维码，输入激活码后即可观看视频。

第一篇

咽喉内镜检查概述

Laryngopharyngeal Endoscopy: Overview

第一章　咽喉内镜检查
Laryngopharyngeal Endoscopy

咽喉疾病发病率较高,由于咽喉部位置深在,生理功能复杂,承担着发音、呼吸、吞咽、免疫防御等重要的功能,检查时需要借助一些特殊的仪器。内镜检查(endoscopy)是咽喉部疾病诊断的基础,包括间接喉镜、纤维喉镜、电子喉镜、频闪喉镜、窄带成像内镜、直接喉镜等检查。间接喉镜、纤维喉镜、电子喉镜、窄带成像内镜、直接喉镜等是通过对咽喉部解剖结构及病理形态的观察进行评估,而发音时声带的高速振动,则需要运用特殊的方法进一步记录分析,如频闪喉镜检查、喉高速摄影技术、喉高速录像技术、喉记波扫描技术等。

一、间接喉镜检查　Indirect Laryngoscopy

间接喉镜检查是最基本、最简便的咽喉部检查法。检查时将间接喉镜置于口咽部,间接观察镜中咽喉部影像。通过间接喉镜检查,可以观察喉部及一部分咽部的情况。间接喉镜检查只是对咽喉部进行的最初步的评估,若病情需要,或间接喉镜检查观察不理想时,还需要进行纤维喉镜检查、频闪喉镜检查或直接喉镜检查等。

二、纤维喉镜和电子喉镜检查　Fibrolaryngoscopy and Electrolaryngoscopy

纤维喉镜(fibrolaryngoscope)及电子喉镜(electrolaryngoscope)目前已广泛应用于耳鼻咽喉科临床检查。纤维喉镜系利用透光玻璃纤维的可曲性、纤维光束亮度强和可向任何方向导光的特点,制成镜体细而软的喉镜,检查时喉镜末端可以接近组织表面进行直接观察。通过纤维喉镜不仅能够观察鼻腔、咽部、喉部及气管上段的结构及病变,而且可以在更接近自然状态下观察发音、吞咽及呼吸。

纤维喉镜检查时患者取坐位或卧位,可在鼻腔和咽喉处施以表面麻醉。检查者左手握镜柄的操纵体,右手持镜干远端将喉镜轻轻送入鼻腔,沿鼻底经鼻咽部进入口咽。调整喉镜远端角度,至下咽及喉部时,可观察舌根、会厌谷、会厌、杓会厌襞、梨状窝、室带、喉室、声带、前连合、后连合和声门下区。纤维喉镜还可与频闪光源、摄像系统及计算机系统连接。镜管还可配以负压吸引及活检钳插入通道,必要时可同时进行吸引及局部活检。同其他喉内镜一样,纤维喉镜观察到的图像为间接喉镜像的倒像。

　　纤维喉镜的优点在于：①镜体细软可弯曲、操作简便，对于张口困难及体弱、危重患者均可进行检查；②镜管末端可接近解剖及病变部位，特别是对于颈短、舌体肥厚、咽腔狭小及婴儿型会厌患者的检查效果好；③可与照相机、录摄像设备连接，便于研究及教学。纤维喉镜的主要缺点是物镜镜面较小，镜管较长，产生鱼眼效应，图像容易失真变形，颜色保真程度低。

　　电子喉镜与纤维喉镜的检查范围及观察内容相同，但电子喉镜是应用电子内镜影像系统及数字影像处理系统观察病变，内镜影像系统在内镜末端配以 CCD 片作为超小型摄像机，获得的影像转换为电子信号后传输，同时可连接数字影像处理系统进行结构或颜色增强并对影像进行重建放大，可避免传统喉镜影像上的蜂房影像，使清晰度大大增强。

三、窄带成像内镜检查　Narrow Band Imaging Endoscopy

　　窄带成像（narrow band imaging，NBI）内镜检查有白光和 NBI 两种模式。白光模式下与普通电子喉镜观察影像相同，NBI 模式则是通过光栅滤波将普通白光中的红、绿、蓝 3 种光中波长最长的红光去掉，只释放出中心波长 415nm 的蓝光和 540nm 的绿光，这种光学上的调整使照射光穿透的深度限定在组织表层，且能被血红蛋白强烈吸收，可以清晰地显示出黏膜的微细血管结构和形态。波长 415nm 的蓝光显示的是黏膜表层的毛细血管网，而波长 540nm 的绿光显示的是黏膜下层的血管。

　　在 NBI 模式下，可以清晰地显示正常咽部及喉部黏膜表面的毛细血管，黏膜下层的毛细血管呈现深绿色，而黏膜下层血管发出的树枝状血管则呈现棕褐色。树枝状血管之间相互交通，走行与上皮层平行，进一步分出更细的斜行血管，而斜行血管几乎垂直于上皮层向上发出毛细血管的终末分支，称为上皮内乳头样毛细血管袢（intraepithelial papillary capillary loop，IPCL）。正常情况下 IPCL 几乎不可见，但当黏膜表层发生病变时，IPCL 形态会发生改变，在 NBI 模式下呈现为棕褐色斑点状或扭曲的条索样。

　　NBI 模式不仅可以清晰显示黏膜表面的微小病变，提高肿瘤性和非肿瘤性病变的鉴别精确度，有助于喉部癌前病变及癌变的肿物的早期诊断和随访，还能够清楚地显示病灶的边界，有助于病变范围的判断。

四、频闪喉镜检查　Strobolaryngoscopy

　　声带振动是发音的基础，普通喉镜检查无法观察发音时声带的快速振动，而频闪喉镜检查（strobolaryngoscopy）除可以观察喉部及部分下咽结构特征及病变外，其最大的优势在于可以通过对快速声带振动的"慢相"的观察，获得声带振动特征的多种信息，目前在临床嗓音功能评估及咽喉、嗓音疾病诊断中发挥着重要的作用。

早在 1829 年 Platean 发明了工业上用于观测物体的有规律、高速、周期性运动的闪光测速仪，Stampfer 在 1833 年发明了频闪喉镜，1852 年频闪喉镜首次用于离体喉的观察，1878 年 Oertel 首先应用频闪喉镜检查患者的声带。频闪喉镜检查在国外已广泛应用于咽喉疾病的临床诊断，并已成为嗓音疾病评估的必备检查。据美国耳鼻咽喉头颈外科学会报道，在调查的 273 位普通耳鼻咽喉科医师中，有 84% 的医师选择使用频闪喉镜进行常规检查。在我国，频闪喉镜的临床诊断价值也逐步被认知。

配备硬质内镜的频闪喉镜检查应用最广，较纤维（电子）喉镜具有更大的放大作用，对于喉功能的观察更为细致、全面，但后者可以观察患者在说话或歌唱时更接近自然状态下的喉部影像。

频闪喉镜结果的评定须依靠一定的嗓音医学专业基础，以避免误诊和漏诊。对于发声障碍的患者还需要进一步进行其他嗓音功能专业评估，如嗓音质量的主、客观评估，嗓音障碍指数量表（voice handicap index，VHI）评估，喉肌电图评估（laryngeal electromyography，LEMG），空气动力学评估，咽喉反流（pH 监测）评估等。

第二章 频闪喉镜检查

Strobolaryngoscopy

一、基本原理 Theoretical Background

声带在发音时振动频率约为80Hz(大多男声)~300Hz(大多女声)。发假声时频率甚至可以达到1000Hz。而根据视觉残留定律(Talbot定律),人类视网膜大约需要0.2秒才可以捕捉到一张图像,这意味着我们在1秒中最多仅能看到5帧画面。因此,普通喉镜无法观察到频率如此高的声带振动状况。

频闪喉镜检查的原理是应用一定频率的频闪光照亮声带连续波动的不同点,每一个点都在视网膜上保留0.2秒,通过视觉叠加,可以观察到声带静止或缓慢振动的图像。当频闪光的频率与声带振动频率同步时,检查者看到的是静止的声带,便于仔细观察发音时声带的结构。改变频闪光频率,当其与声带振动的频率相差2Hz时,可显示声带缓慢振动图像,利于观察声带振动特征。频闪喉镜检查虽然并不像喉高速摄像那样能够实时观察声带真实的振动影像,但多数情况下,这种"慢动作"也可以为临床诊断提供一定的信息。

频闪喉镜检查系统由频闪光源、硬质内镜(70°或90°)或纤维内镜、麦克风、脚踏开关、摄录像系统、显示系统等组成。

二、操作方法 Precedures

频闪喉镜检查时,可以应用硬质内镜或纤维内镜,硬质内镜较纤维内镜具有更佳的放大作用,多放大3~5倍,可提供更好的光学图像及更高的分辨率,对于喉功能的观察更为全面,在嗓音疾病评估中应用最广。对于咽反射敏感、不能耐受硬质内镜者,可以应用纤维频闪喉镜进行检查。

在进行频闪喉镜检查时,应保持环境安静,患者取坐位。可通过气体吹张、加热、涂防雾剂等方法,防止喉镜镜面起雾。麦克风固定于甲状软骨表面或直接连接在喉镜上,检查时将喉镜送入患者口咽部,镜面对准喉上口,嘱患者平静呼吸。使用70°镜时,镜头应位于

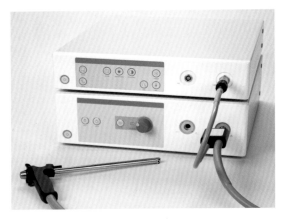

（1）硬质内镜（rigid endoscope）

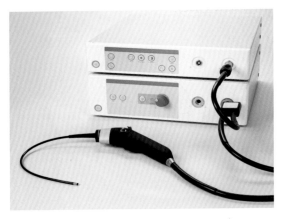

（2）纤维内镜（flexible fiberoptic endoscope）

频闪喉镜　strobolaryngoscope

接近咽后壁处，使用 90° 镜时镜头则应位于硬腭、软腭交界处，平行于声带。检查时嘱患者发 /i/，检查者可通过脚踏开关启动并控制声脉冲与闪光光源间的相位差，从而观察声带振动过程中任何瞬间的运动相（缓慢振动）及静止相。无论硬质内镜还是纤维内镜检查，多数患者不需要应用局麻药物。且有学者认为，局麻药物的应用可能会影响声带的振动。

三、观察项目　Stroboscopy Parameters

频闪喉镜下观察项目除下咽、声门上、声门、声门下结构及其变化外，应重点观察普通喉镜下无法观察到的改变，包括：声带的振动方式，基频，振动幅度，黏膜波特点，振动对称性、周期性、闭合相特征，两侧声带垂直高度的差异等。正常发音时两侧声带对称，振动幅度均匀。发低音时，声带振动速度慢，振幅大；发高音时，声带振动速度快，振幅小。声带有病变时，根据病情轻重，表现为振动速度变慢，振幅减小，声带黏膜波减低或消失等。功能性发声障碍解剖结构正常，主要表现为喉部的运动及协调性的异常。

1. 基频　声带振动的频率即为基频（fundamental frequency，F_0），但使用硬质内镜观察时，测得的发音频率要略高于正常发音状态下的频率。基频可受各种因素的影响。例如，声带张力的增加、声门下压力的增加、声带振动长度的缩短会使基频升高，声带质量的增加则会使基频降低。

2. 声门闭合特征　声门闭合（glottal closure）特征是指观察在声带振动周期中最大关闭时双侧声带接近的程度，可以分为：完全闭合、梭形裂隙、沙漏样裂隙、前部裂隙、后部裂隙、不规则闭合、不完全闭合等类型。正常声带在最大关闭相闭合良好，一些人声门闭合时声带突之间有小的裂隙存在，这也属于正常范围。声门闭合不完全时因出现漏气而产生气息声。

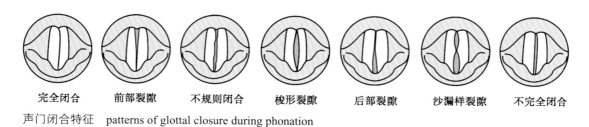

完全闭合　前部裂隙　不规则闭合　梭形裂隙　后部裂隙　沙漏样裂隙　不完全闭合

声门闭合特征　patterns of glottal closure during phonation

（1）完全闭合（complete closure）：正常状态下，在最大闭合相时，声带膜部全长接触，声门完全闭合。

（2）梭形裂隙（spindle gap）：在最大闭合相时，声带呈弓形，只有声带膜部前后端接触，中央部呈现为梭形裂隙，可见于声带沟、声带麻痹、老年声带等。

（3）沙漏样裂隙（hourglass gap）：在最大闭合相时，声带膜部的中部接触，其前部和后部均有裂隙，可见于声带小结、声带息肉等。

（4）前部裂隙（anterior gap）：在最大闭合相时，声带膜部的前部呈现小裂隙，可见于老年声带等。

（5）后部裂隙（posterior gap）：在最大闭合相时，声门后部三角形裂隙向前延至声带膜部近1/3长度。后部裂隙常见于肌紧张性发声障碍、声带麻痹或声带不全麻痹等，也可以存在于发音正常的女性和少数男性。

（6）不规则闭合（irregular closure）：在最大闭合相时，呈现不规则线性缝隙。可见于声带肿物、声带瘢痕样改变等。

（7）不完全闭合（incomplete closure）：在最大闭合相时，两侧声带始终不能接触。裂隙通常很大，甚至是贯穿整个声门。可见于声带麻痹，喉部外伤、喉或声带切除术后局部缺损等。

3. 声门上活动　观察声门上活动（supraglottic activity）对临床诊疗具有重要意义。正常发音时声门上结构保持相对固定的状态，并未参与发音。在发音不当或病理状态下以室带为主的部分声门上组织在发音时会出现代偿性的前-后或左右"挤压"动作，严重者会完全遮挡声门，甚至会出现声门上黏膜颤动。

4. 声带振动幅度　声带振动幅度（amplitude of vibration）为声带振动时水平相的位移。分别记录右侧及左侧声带的振幅（20%、40%、60%、80%和100%），但在临床应用过程中对声带振动幅度的评估有时会受到内镜放置的角度的影响，因此很难准确地进行定量评估。声带振动幅度与声带的长短有关,声带振动部分越短、声带组织越僵硬、声带质量越大、声门下压力越小或声门关闭过紧时声带振动幅度越小。

5. 黏膜波　1975 年 Hirano 将对声带组织学研究与发音生理功能研究相结合,提出著名的体层 - 被覆层理论(body-cover theory)。认为声带的结构从生物力学角度考虑,主要分为两层:被覆层(cover)及体层(body),被覆层及体层间为过渡层(transition)。被覆层包括上皮层和固有层浅层(Reinke 间隙)。过渡层即声韧带,包括固有层中间层和深层。体层即声带肌。发音时声门下气流冲击声带,被覆层在相对固定的体层上产生周期性的位移,从而形成了黏膜波动,即黏膜波(mucosal wave)。黏膜波动自下而上跨越声带垂直面,并沿声带表面由内向外传播,是声带振动最重要的特征。黏膜波可由以下方式进行描述:①黏膜波正常,即在习惯的音高及响度下发音时黏膜波是沿着整个声带的膜部规律的、连续的传播,从声带边缘的下部传至声带的表面;②黏膜波减低,即黏膜波小于正常范围,笔者在临床上根据其减低程度分为轻、中、重三级;③黏膜波消失,即无黏膜波动;④黏膜波增强,即黏膜波动异常增大。对于黏膜波的描述还应同时注意比较两侧声带的对称性。

如患者发音音高过高或不稳定,黏膜波也无法引出或减低,此时,应结合其他检查进行综合分析,而不能轻易下结论。

6. 未振动部位(non-vibration portion)　即发音时声带某一部分无振动或振动无力。可发生于部分或声带全长,如声带瘢痕、恶性肿瘤浸润或肿物累及。

7. 声带振动的对称性(symmetry)与周期性(periodicity)　正常发音时声带振动呈现周期性且双侧呈镜像对称。非对称性声带运动可为声带的位置、形状、质量、张力、黏弹性的差异所致。声带的非周期性振动也是噪声(嘶哑声)产生的原因之一。

此外,在应用频闪喉镜进行检查时还应对声带游离缘的轮廓(free edge contour),声带紧张及松弛程度,两侧声带是否在同一垂直平面(vertical plane)等进行观察,这些都会对患者的嗓音功能产生影响。例如,部分喉返神经或喉上神经损伤者患侧声带可松弛甚至呈现弓形,除声门水平位存在裂隙外,双侧声带在垂直平面的高度的差异也会影响声带振动的产生,并加重声门闭合不全的程度。

四、注意事项　Precautions

频闪喉镜检查时还需要观察、记录不同性别、不同发音状态下声带振动的变化,包括不同音高、响度及音域。男性的喉及声带更大、更长,声带质量的增加及固有层变厚使基频更低,黏膜波的传播是跨越声带整个上表面的;而女性的黏膜波可能只跨过声带上唇。对于艺术嗓音工作者,检查时还需要观察胸声、假声等不同发音模式下声带振动的变化。

　　总之,频闪喉镜是用于嗓音疾病诊断的一种常用工具,通过频闪喉镜检查可以获得大量信息。与其他内镜检查一样,对频闪喉镜图像的判读是一个主观的过程,会受很多因素的影响,例如操作方法、评估者的经验、接受训练的程度以及评估标准等。因此,频闪喉镜结果的评定必须结合临床特征,包括病史、用嗓情况以及相关检验和影像学检查等做出诊断。一些咽喉部疾病还需要结合纤维喉镜、气管食管镜检查、必要的病理组织学检查及其他相应的全身系统检查才能最后确诊。

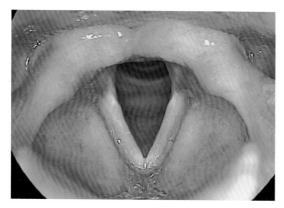 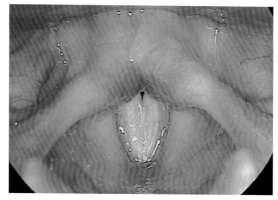

（1）吸气相（inspiration）　　　　　　　（2）发音相（phonation）

频闪喉镜下正常喉图像　stroboscopic view of the normal larynx

正常喉的频闪喉镜检查视频

第二节　嗓音评估报告

Voice Assessment Profile

以下嗓音评估报告均以北京同仁医院为例。

 例1 正常喉嗓音评估报告　Voice Assessment Profile of Normal Larynx

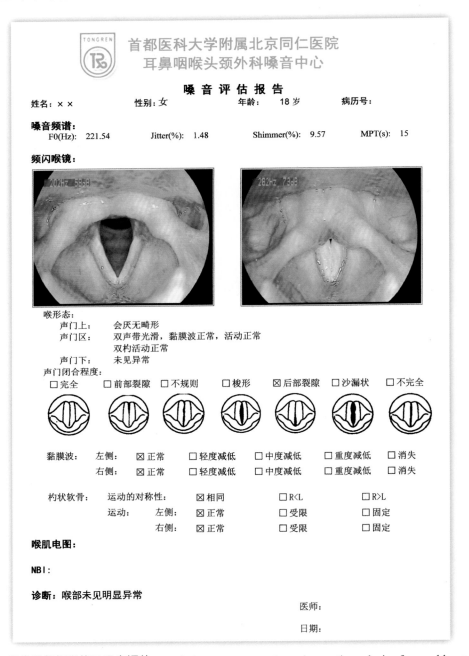

正常喉频闪喉镜及嗓音评估　strobolaryngoscopy and vocal acoustic analysis of normal larynx

例2 声带息肉病例的评估报告　Voice Assessment Profile of Vocal Fold Polyp

首都医科大学附属北京同仁医院
耳鼻咽喉头颈外科嗓音中心

嗓音评估报告

姓名：×× 　　　性别：男　　　年龄：20 岁　　　病历号：

嗓音频谱：
F0(Hz)：131.67 　　　Jitter(%)：3.38 　　　Shimmer(%)：5.84 　　　MPT(s)：16

频闪喉镜：

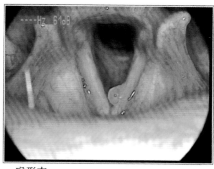 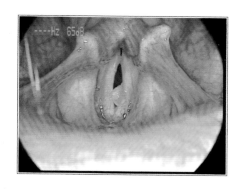

喉形态：
　　声门上：　舌根淋巴组织增生，会厌无畸形
　　声门区：　左声带前中部边缘广基膨出半透明息肉样物，**黏膜波轻度减低**，声带活动正常
　　　　　　　右声带对应处黏膜增厚，黏膜波轻度减低
　　　　　　　双杓活动正常，杓区黏膜充血
　　声门下：　未见异常
声门闭合程度：

☐完全　　☐前部裂隙　　☐不规则　　☐梭形　　☐后部裂隙　　☒沙漏状　　☐不完全

黏膜波：　左侧：　☐正常　　☒轻度减低　　☐中度减低　　☐重度减低　　☐消失
　　　　　右侧：　☐正常　　☒轻度减低　　☐中度减低　　☐重度减低　　☐消失

杓状软骨：　运动的对称性：　☒相同　　☐R<L　　☐R>L
　　　　　　运动：　左侧：☒正常　　☐受限　　☐固定
　　　　　　　　　　右侧：☒正常　　☐受限　　☐固定

喉肌电图：
NBI：
诊断：声带息肉

医师：

日期：

声带息肉病例的频闪喉镜及嗓音评估　　strobolaryngoscopy and vocal acoustic analysis of vocal fold polyp

例2 声带息肉病例的评估报告（续） Voice Assessment Profile of Vocal Fold Polyp

VOICE HANDICAP INDEX（VHI）

姓名：   病历号：   DATE：   SCORE：

为评估发声问题对您生活的影响程度，请在认为符合自己情况的程度上划勾：

PART 1：FUNCTIONAL：

		0	1	2	3	4
		无	很少	有时	经常	总是
F1	别人难以听见我说话的声音；	无	很少	有时	经常	总是
F2	在嘈杂环境中别人难以听明白我说的话；	无	很少	有时	经常	总是
F3	当我在房间另一头叫家人时，他们难以听见；	无	很少	有时	经常	总是
F7	面对面交谈时，别人会要我重复我说过的话；	无	很少	有时	经常	总是

由于嗓音问题：

F4	我打电话的次数较以往减少；	无	很少	有时	经常	总是
F5	我会刻意避免去人多的地方；	无	很少	有时	经常	总是
F6	我减少与朋友、领居或亲人说话；	无	很少	有时	经常	总是
F8	限制了我的个人及社交生活；	无	很少	有时	经常	总是
F9	我感到在交谈中话跟不上；	无	很少	有时	经常	总是
F10	我的收入受到影响。	无	很少	有时	经常	总是

PART 2：PHYSICAL：

P1	说话时我会感觉气短；	无	很少	有时	经常	总是
P2	一天之中我的嗓音不稳定，会有变化；	无	很少	有时	经常	总是
P3	人们会问我："你的声音出了什么问题？"；	无	很少	有时	经常	总是
P4	我的声音听上去嘶哑干涩；	无	很少	有时	经常	总是
P5	我感到好像需要努力才能发出声音；	无	很少	有时	经常	总是
P6	我声音的清晰度变化无常；	无	很少	有时	经常	总是
P7	我会尝试改变我的声音以便听起来有所不同；	无	很少	有时	经常	总是
P8	我说话时感到很吃力；	无	很少	有时	经常	总是
P9	我的声音晚上会更差；	无	很少	有时	经常	总是
P10	我说话时会出现失声的情况。	无	很少	有时	经常	总是

PART 3：EMOTIONAL：

E1	我的声音使我在与他人交谈时感到紧张；	无	很少	有时	经常	总是
E2	别人听到我的声音会觉得难受；	无	很少	有时	经常	总是
E3	我发现别人并不能理解我的声音问题；	无	很少	有时	经常	总是

由于声音问题：

E4	我感到苦恼；	无	很少	有时	经常	总是
E5	我变得不如以前外向；	无	很少	有时	经常	总是
E6	我觉得自己身体有缺陷；	无	很少	有时	经常	总是
E7	别人让我重复刚说过的话时，我感到烦恼；	无	很少	有时	经常	总是
E8	别人让我重复刚说过的话时，我感到尴尬；	无	很少	有时	经常	总是
E9	觉得自己能力不够；	无	很少	有时	经常	总是
E10	我感到羞愧。	无	很少	有时	经常	总是

声带息肉病例的嗓音障碍指数量表评估   Voice handicap index（VHI）of the patient with vocal fold polyp

例3 声带白斑病例的评估报告 Voice Assessment Profile of Vocal Fold Leukoplakia

 首都医科大学附属北京同仁医院
耳鼻咽喉头颈外科嗓音中心

嗓 音 评 估 报 告

姓名：×× 　　　性别：**男** 　　　年龄：**70 岁** 　　　病历号：

嗓音频谱：
　　F0(Hz)：107.69 　　Jitter(%)：2.02 　　Shimmer(%)：8.97 　　MPT(s)：8

频闪喉镜：

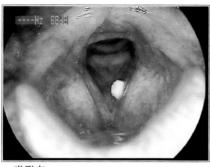 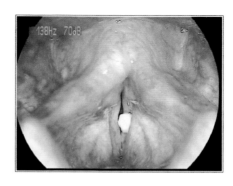

喉形态：
　　声门上：　　会厌无畸形
　　　　　　　　发音位左室带轻度代偿
　　声门区：　　左声带前中部边缘广基膨出白色物，局部黏膜波中度减低，声带活动正常
　　　　　　　　右声带黏膜较肿，表面微血管扩张
　　　　　　　　双杓活动正常，杓间黏膜肥厚，杓区黏膜充血
　　声门下：　　未见异常
声门闭合程度：
　　□完全　　　□前部裂隙　　□不规则　　□梭形　　□后部裂隙　　☒沙漏状　　□不完全

黏膜波：　左侧：　□正常　　□轻度减低　　☒中度减低　　□重度减低　　□消失
　　　　　右侧：　□正常　　☒轻度减低　　□中度减低　　□重度减低　　□消失

杓状软骨：　运动的对称性：　☒相同　　　□R<L　　　□R>L
　　　　　　运动：　左侧：　☒正常　　□受限　　□固定
　　　　　　　　　　右侧：　☒正常　　□受限　　□固定

喉肌电图：
NBI：
诊断：1. 声带白斑（恶性待除外）　2. 声带取病理后　3. 声带息肉术后
　　　　　　　　　　　　　　　　　　　　　　　医师：

　　　　　　　　　　　　　　　　　　　　　　　日期：

声带白斑病例的频闪喉镜及嗓音评估　strobolaryngoscopy and vocal acoustic analysis of vocal fold leukoplakia

例3 **声带白斑病例的评估报告（续）**
Voice Assessment Profile of Vocal Fold Leukoplakia

VOICE HANDICAP INDEX（VHI）

姓名：××   病历号：   DATE：   SCORE：
为评估发声问题对您生活的影响程度，请在认为符合自己情况的程度上划勾：

PART 1：FUNCTIONAL：

		0	1	2	3	4
		无	很少	有时	经常	总是
F1	别人难以听见我说话的声音；	无	很少	有时	经常	总是
F2	在嘈杂环境中别人难以听明白我说的话；	无	很少	有时	经常	总是
F3	当我在房间另一头叫家人时，他们难以听见；	无	很少	有时	经常	总是
F7	面对面交谈时，别人会要我重复我说过的话；	无	很少	有时	经常	总是

由于嗓音问题：

F4	我打电话的次数较以往减少；	无	很少	有时	经常	总是
F5	我会刻意避免去人多的地方；	无	很少	有时	经常	总是
F6	我减少与朋友、领居或亲人说话；	无	很少	有时	经常	总是
F8	限制了我的个人及社交生活；	无	很少	有时	经常	总是
F9	我感到在交谈中话跟不上；	无	很少	有时	经常	总是
F10	我的收入受到影响。	无	很少	有时	经常	总是

PART 2：PHYSICAL：

P1	说话时我会感觉气短；	无	很少	有时	经常	总是
P2	一天之中我的嗓音不稳定，会有变化；	无	很少	有时	经常	总是
P3	人们会问我："你的声音出了什么问题？"；	无	很少	有时	经常	总是
P4	我的声音听上去嘶哑干涩；	无	很少	有时	经常	总是
P5	我感到好像需要努力才能发出声音；	无	很少	有时	经常	总是
P6	我声音的清晰度变化无常；	无	很少	有时	经常	总是
P7	我会尝试改变我的声音以便听起来有所不同；	无	很少	有时	经常	总是
P8	我说话时感到很吃力；	无	很少	有时	经常	总是
P9	我的声音晚上会更差；	无	很少	有时	经常	总是
P10	我说话时会出现失声的情况。	无	很少	有时	经常	总是

PART 3：EMOTIONAL：

E1	我的声音使我在与他人交谈时感到紧张；	无	很少	有时	经常	总是
E2	别人听到我的声音会觉得难受；	无	很少	有时	经常	总是
E3	我发现别人并不能理解我的声音问题；	无	很少	有时	经常	总是

由于声音问题：

E4	我感到苦恼；	无	很少	有时	经常	总是
E5	我变得不如以前外向；	无	很少	有时	经常	总是
E6	我觉得自己身体有缺陷；	无	很少	有时	经常	总是
E7	别人让我重复刚说过的话时，我感到烦恼；	无	很少	有时	经常	总是
E8	别人让我重复刚说过的话时，我感到尴尬；	无	很少	有时	经常	总是
E9	觉得自己能力不够；	无	很少	有时	经常	总是
E10	我感到羞愧。	无	很少	有时	经常	总是

声带白斑病例的嗓音障碍指数量表评估   voice handicap index（VHI）of the patient with vocal fold leukoplakia

例3 声带白斑病例的评估报告（续）
Voice Assessment Profile of Vocal Fold Leukoplakia

反流症状指数量表

	如有如下症状请填写该症状的持续时间	0 = 无症状 5 = 非常严重					
1. 声嘶或发音障碍	3年	0	1	2	3	4	5
2. 持续清嗓	3年	0	1	2	3	4	5
3. 痰过多或鼻涕倒流	3年	0	1	2	3	4	5
4. 吞咽食物、水或药片有阻塞感		0	1	2	3	4	5
5. 饭后或躺下后咳嗽	10年	0	1	2	3	4	5
6. 呼吸不畅		0	1	2	3	4	5
7. 咳嗽是否让您感到心烦	10年	0	1	2	3	4	5
8. 咽喉异物感	3年	0	1	2	3	4	5
9. 烧心、胸痛、胃痛		0	1	2	3	4	5
		总分					20

声带白斑病例的反流症状指数量表评估　reflux symptom index（RSI）of vocal fold leukoplakia

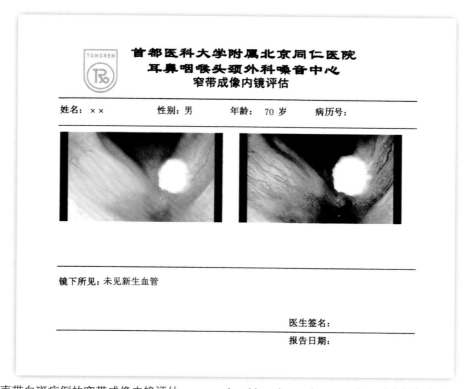

声带白斑病例的窄带成像内镜评估　narrow band imaging endoscopy of vocal fold leukoplakia

例4　**声带麻痹病例的评估报告**　Voice Assessment Profile of Vocal Fold Paralysis

首都医科大学附属北京同仁医院
耳鼻咽喉头颈外科嗓音中心

嗓 音 评 估 报 告

姓名：×× 　　　　性别：男　　　　年龄：71 岁　　　　病历号：

嗓音频谱：
　F0(Hz)：142.49　　　Jitter(%)：14.15　　　Shimmer(%)：14.21　　MPT(s)：6

频闪喉镜：

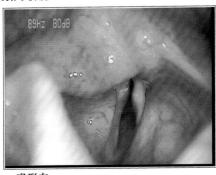
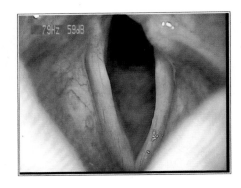

喉形态：
　声门上：　会厌婴儿型
　　　　　　发音位双室带轻度代偿
　声门区：　左声带明显弓形，外展位固定，左杓固定
　　　　　　右声带及右杓活动正常
　　　　　　双梨状窝无分泌物潴留
　声门下：　未见异常
声门闭合程度：
　□完全　　□前部裂隙　□不规则　　□梭形　　□后部裂隙　□沙漏状　☒不完全

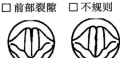

黏膜波：　左侧：　□正常　　□轻度减低　□中度减低　□重度减低　□消失
　　　　　右侧：　□正常　　□轻度减低　□中度减低　□重度减低　□消失
　　　　颤动
杓状软骨：　运动的对称性：　□相同　　　　□R<L　　　　☒R>L
　　　　　运动：　左侧：　□正常　　□受限　　☒固定
　　　　　　　　　右侧：　☒正常　　□受限　　□固定

喉肌电图：
NBI：
诊断： 1. 左声带活动不良　2. 全麻插管胸腔镜下食道癌切除术后　（胃代食道）

　　　　　　　　　　　　　　　　　　　医师：

　　　　　　　　　　　　　　　　　　　日期：

声带麻痹病例的频闪喉镜及嗓音评估　strobolaryngoscopy and vocal acoustic analysis of vocal fold paralysis

例4 声带麻痹病例的评估报告（续）
Voice Assessment Profile of Vocal Fold Paralysis

VOICE HANDICAP INDEX（VHI）

姓名：×× 病历号： DATE： SCORE：

为评估发声问题对您生活的影响程度，请在认为符合自己情况的程度上划勾：

		0	1	2	3	4

PART 1：FUNCTIONAL：
 F1 别人难以听见我说话的声音； 无 很少 有时 经常 总是
 F2 在嘈杂环境中别人难以听明白我说的话； 无 很少 有时 经常 总是
 F3 当我在房间另一头叫家人时，他们难以听见； 无 很少 有时 经常 总是
 F7 面对面交谈时，别人会要我重复我说过的话； 无 很少 有时 经常 总是
由于嗓音问题：
 F4 我打电话的次数较以往减少； 无 很少 有时 经常 总是
 F5 我会刻意避免去人多的地方； 无 很少 有时 经常 总是
 F6 我减少与朋友、领居或亲人说话； 无 很少 有时 经常 总是
 F8 限制了我的个人及社交生活； 无 很少 有时 经常 总是
 F9 我感到在交谈中话跟不上； 无 很少 有时 经常 总是
 F10 我的收入受到影响。 无 很少 有时 经常 总是

PART 2：PHYSICAL：
 P1 说话时我会感觉气短； 无 很少 有时 经常 总是
 P2 一天之中我的嗓音不稳定，会有变化； 无 很少 有时 经常 总是
 P3 人们会问我："你的声音出了什么问题？"； 无 很少 有时 经常 总是
 P4 我的声音听上去嘶哑干涩； 无 很少 有时 经常 总是
 P5 我感到好像需要努力才能发出声音； 无 很少 有时 经常 总是
 P6 我声音的清晰度变化无常； 无 很少 有时 经常 总是
 P7 我会尝试改变我的声音以便听起来有所不同； 无 很少 有时 经常 总是
 P8 我说话时感到很吃力； 无 很少 有时 经常 总是
 P9 我的声音晚上会更差； 无 很少 有时 经常 总是
 P10 我说话时会出现失声的情况。 无 很少 有时 经常 总是

PART 3：EMOTIONAL：
 E1 我的声音使我在与他人交谈时感到紧张； 无 很少 有时 经常 总是
 E2 别人听到我的声音会觉得难受； 无 很少 有时 经常 总是
 E3 我发现别人并不能理解我的声音问题； 无 很少 有时 经常 总是
由于声音问题：
 E4 我感到苦恼； 无 很少 有时 经常 总是
 E5 我变得不如以前外向； 无 很少 有时 经常 总是
 E6 我觉得自己身体有缺陷； 无 很少 有时 经常 总是
 E7 别人让我重复刚说过的话时，我感到烦恼； 无 很少 有时 经常 总是
 E8 别人让我重复刚说过的话时，我感到尴尬； 无 很少 有时 经常 总是
 E9 觉得自己能力不够； 无 很少 有时 经常 总是
 E10 我感到羞愧。 无 很少 有时 经常 总是

声带麻痹病例的嗓音障碍指数量表 voice handicap index（VHI）of vocal fold paralysis

例4 声带麻痹病例的评估报告（续）
Voice Assessment Profile of Vocal Fold Paralysis

首都医科大学附属北京同仁医院

耳鼻咽喉头颈外科嗓音中心

喉肌电图-诱发电位检查报告

姓名：×× 　　性别：男 　　年龄：**71岁** 　病历号： 　　喉肌电图号：

初步诊断：左声带活动不良，全麻插管胸腔镜食道 Ca 术后

喉肌电图检查：

喉肌	平静时	发音或呼吸时	运动单位电位 波幅（μv）	时程(ms)	最大募集相 电位（μv）
甲杓肌（右）	正常	干扰相	112	3.7	1000
甲杓肌（左）	近静息	混合相	45	6.2	150
环杓后肌（右）	正常	干扰相	323	3.7	1000
环杓后肌（左）	再生电位	混合相，联带运动	175	5.1	150
环甲肌（右）	正常	干扰相	120	3.6	1000
环甲肌（左）	正常	干扰相	129	3.5	600

喉神经诱发电位检查：

喉神经	记录喉肌	潜伏期（ms）	时程（ms）	波幅（mv）
喉返神经内收支（右）	甲杓肌（右）	1.7	6.2	2.4
喉返神经内收支（左）	甲杓肌（左）	无诱发		
喉返神经外展支（右）	环杓后肌（右）	1.7	5.3	10.5
喉返神经外展支（左）	环杓后肌（左）	无诱发		
喉上神经喉外支（右）	环甲肌（右）	1.7	8.8	1.6
喉上神经喉外支（左）	环甲肌（左）	1.7	7.5	2.7

其他：-

诊断： 左侧喉返神经功能异常

医师：

日期：

声带麻痹病例的喉肌电图评估　laryngeal electromyograpgy（LEMG）of vocal fold paralysis

第三节 北京同仁医院嗓音功能评估流程图
General Flow-Chart of Voice Assessment of Beijing Tongren Hospital

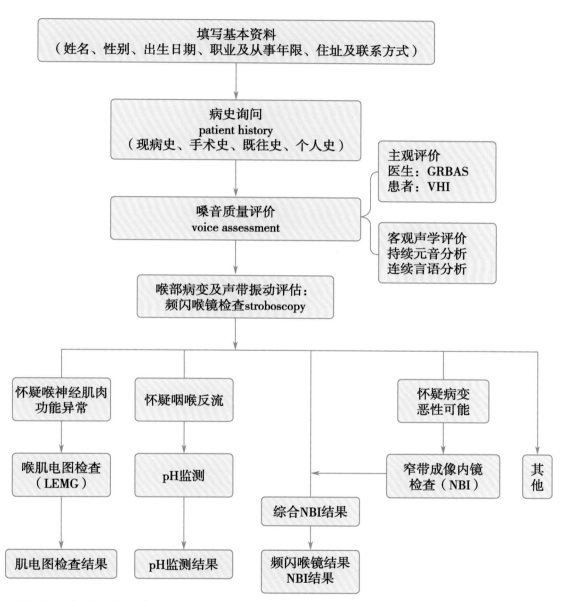

北京同仁医院嗓音功能评估流程

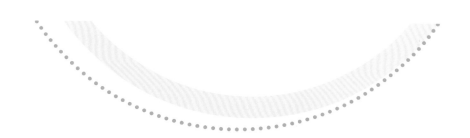

第二篇

咽喉疾病内镜表现

Endoscopic Appearances of Laryngopharyngeal Disorders

第三章　喉先天性疾病

Congenital Disorders of the Larynx

喉先天性疾病(congenital disorders of the larynx)包括喉软化症、先天性声门下狭窄、先天性声带麻痹(单侧或双侧)、先天性喉囊肿、先天性喉蹼、声门下血管瘤等。常常表现为出生后即出现声音嘶哑伴喉喘鸣、呼吸困难或喂养困难,也会伴有全身其他组织、器官的发育异常。

由于婴幼儿无法配合,硬质频闪喉镜检查很难实施,多需要应用纤维(电子)喉镜或纤维频闪喉镜进行观察。

一、喉软化症　Laryngomalacia

喉软化症(laryngomalacia)以吸气时声门上组织脱垂至呼吸道(喉腔)产生吸气性喉喘鸣和上呼吸道梗阻为主要特点,常因活动或哭闹加重。是新生儿及儿童喉喘鸣最常见的原因,以杓状软骨黏膜脱垂最为常见。多数患儿于出生后 2 周内出现症状,大部分于 2 岁前症状自行缓解或消失。

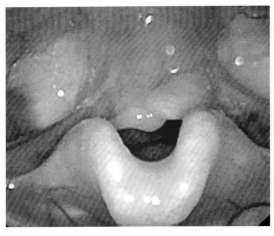 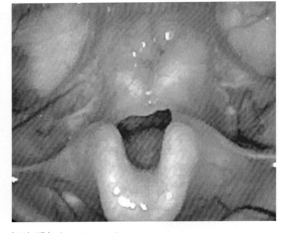

（1）吸气（inspiration）　　　　　　　　　　（2）呼气（expiration）

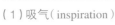

喉软化症　laryngomalacia

女,2 岁,出生后出现喉喘鸣,近 6 个月症状改善。喉镜检查见会厌婴儿型,双杓前内移,杓区黏膜水肿肥厚遮挡声门、吸气时向喉腔脱垂,声门及声门下未见异常,双侧声带运动正常

22

二、先天性喉蹼 Congenital Laryngeal Web

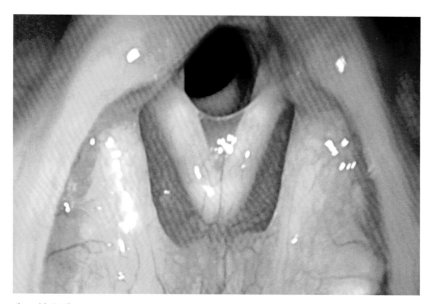

男，2个月，出生后哭声低哑。喉镜检查见声门区较薄膜性蹼，双侧声带形态及运动正常

先天性喉蹼　congenital laryngeal web

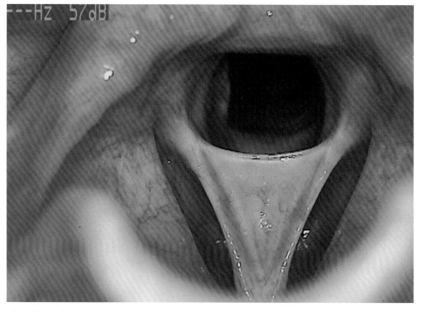

男，13岁，自出生后出现持续性声音嘶哑，发音近耳语声。喉镜检查见声门区膜性蹼，声带形态异常，双侧声带运动正常

先天性喉蹼　congenital laryngeal web

三、先天性喉囊肿 Congenital Laryngeal Cyst

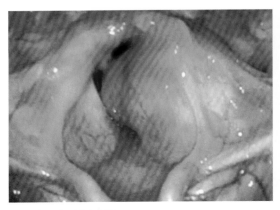

先天性喉囊肿（左侧） congenital laryngeal cyst on the
left side

女，2岁，出生后出现吸气性呼吸困难伴喉喘鸣，活动
后加重，睡眠时喉喘鸣明显，发音低哑。喉镜检查见左
侧室带、喉室类圆形囊肿样膨出，表面光滑，遮挡左侧
声带，双侧声带运动正常

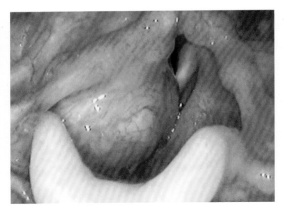

先天性喉囊肿（右侧） congenital laryngeal cyst on the
right side

女，5岁，出生后出现吸气性呼吸困难伴声音嘶哑。喉
镜检查见右侧室带、喉室可见类圆形囊肿样膨出，表面
光滑，遮挡右侧声带，右侧声带运动受限，左侧声带运
动正常

四、先天性声带麻痹 Congenital Vocal Fold Paralysis

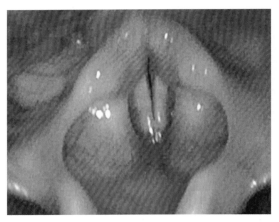

先天性双侧声带麻痹 congenital bilateral vocal fold
paralysis

女，2岁，出生后出现吸气性喉喘鸣伴呼吸困难，活动
后加重。喉镜检查见双侧声带正中位固定，不能外展

第四章　炎性疾病

Inflammatory Diseases

　　咽喉部疾病以炎性疾病最为常见。急性炎症部分合并上呼吸道感染，发病急，可出现不同程度的声音嘶哑甚至失声，因部位不同也可有咳嗽、咽痛、呼吸困难及吞咽困难等症状。喉镜下可见咽喉部黏膜充血、肿胀，炎性渗出明显者则表现为声带白色病变，易与声带白斑相混淆。慢性炎症缓慢发病，除声音嘶哑外还常伴有咽部不适、咽部异物感、反复清嗓、咽痛等，声音嘶哑初为间断性，用嗓过度后声嘶加重，后逐渐发展成为持续性声音嘶哑。此外，反流性咽喉炎的患者喉镜检查可发现咽喉部特别是杓区黏膜充血，杓间区黏膜增厚、水肿，伴有假性声带沟等。

第一节　急性会厌炎

Acute Epiglottitis

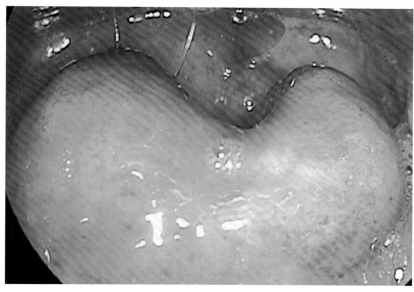

突发呼吸困难6小时，伴咽痛。喉镜检查见会厌及杓区黏膜肿胀，双侧声带形态及运动正常

急性会厌炎　acute epiglottitis with dyspnea

25

第二节　急性喉炎
Acute Laryngitis

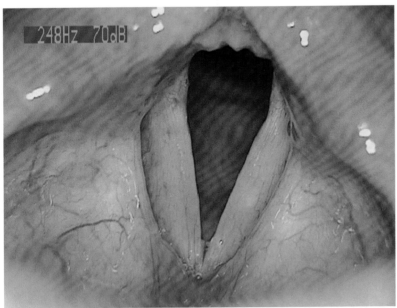

女,37岁,感冒、咳嗽2周后出现持续性声音嘶哑4天。频闪喉镜检查见双侧声带黏膜肿胀,前中部边缘肥厚(发音时明显),黏膜波近正常,杓间区黏膜肥厚,双侧声带运动正常

急性喉炎　acute laryngitis

急性喉炎频闪喉镜检查视频

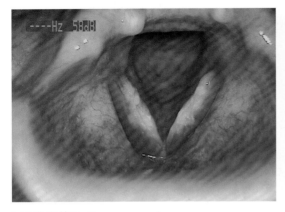

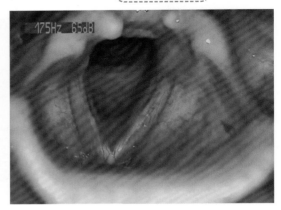

（1）治疗前（before treatment）　　　　（2）保守治疗后（after conservative treatment）

急性喉炎　acute laryngitis

男,28岁,阵发性咳嗽伴渐进性声音嘶哑1个月,发音耳语声。治疗前频闪喉镜检查见双侧声带黏膜充血,表面及边缘可见较厚白色物,表面不规则,黏膜波重度减低,双侧声带运动正常。保守治疗后白色病变消失,声带形态及黏膜波正常

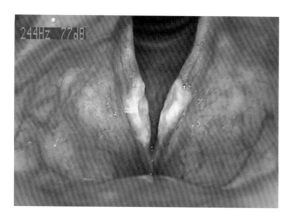

（1）治疗前吸气相（inspiration before treatment）

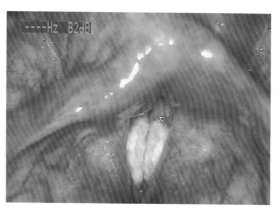

（2）治疗前发音相（phonation before treatment）

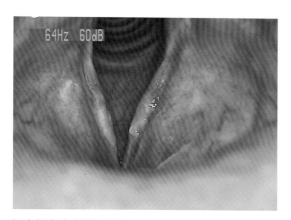

（3）保守治疗后2周（two weeks after conservative treatment）

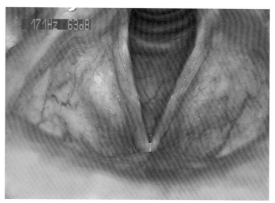

（4）保守治疗后1个月（one month after conservative treatment）

急性喉炎伴咽喉反流　acute laryngitis with laryngopharyngeal reflux

男,47岁,感冒、咳嗽后明显声音嘶哑1个月,吸烟15年,RSI 22。频闪喉镜检查见双侧声带前中部广基较厚白色物,表面略显不规则,黏膜波中度减低,双侧声带运动正常;保守治疗后症状逐渐缓解,白色病变消失,声带形态及黏膜波正常

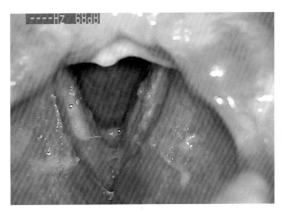
（1）吸气相（inspiration）

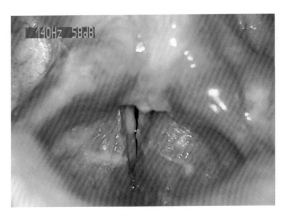
（2）发音相（phonation）

急性喉炎　acute laryngitis

女，41岁，持续性声音嘶哑伴咽干1个月。频闪喉镜检查见双侧室带、声带、杓间区及声门下附着白色黏稠分泌物及褐色干痂样物，杓间区黏膜肥厚，发音相声门上代偿性挤压，双侧声带运动正常

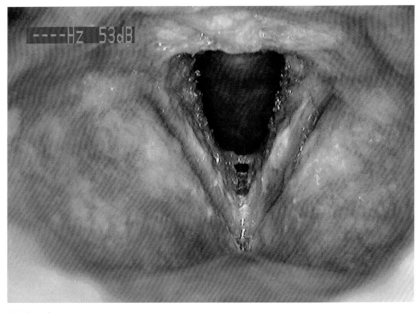

男，52岁，上呼吸道感染后持续性声音嘶哑10天伴咽干。频闪喉镜检查见双侧室带边缘、声带边缘、杓间区及声门下附着大量褐色干痂，杓间区黏膜肥厚，声带黏膜波中度减低，双侧声带运动正常

急性喉炎　acute laryngitis

第三节　慢性喉炎
Chronic Laryngitis

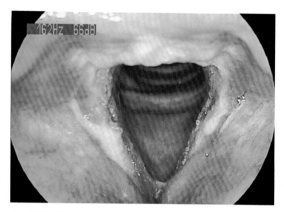

A. 吸气相（inspiration）

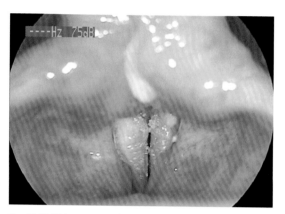

B. 发音相（phonation）

（1）治疗前（before treatment）

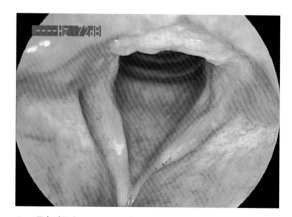

A. 吸气相（inspiration）

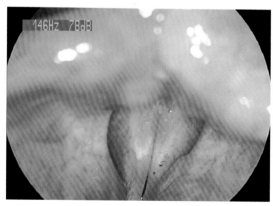

B. 发音相（phonation）

（2）保守治疗后 2 周（two weeks after conservative treatment）

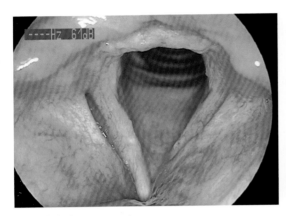

A. 吸气相（inspiration）

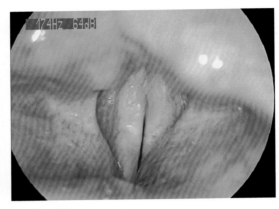

B. 发音相（phonation）

（3）保守治疗后6周（six weeks after conservative treatment）

干燥性喉炎 laryngitis sicca

男，54岁，持续声音嘶哑9个月，既往间断咽干2年。频闪喉镜检查见双侧室带边缘、声带及杓间区附着白色黏稠分泌物及褐色干痂，杓间区黏膜肥厚，声带黏膜波中度减低，双侧声带运动正常；保守治疗后症状及体征逐渐改善，干痂及黏稠附着物消失

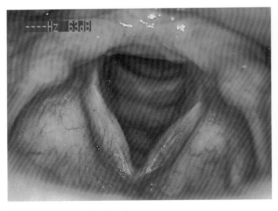

（1）吸气相（inspiration）

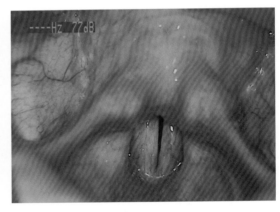

（2）发音相（phonation）

慢性肥厚性喉炎 chronic hypertrophic laryngitis

女，28岁，过度用嗓后间断声音嘶哑7~8年，加重1年伴发音费力。频闪喉镜检查见双侧声带黏膜充血、肥厚，发音相黏膜波消失，声门闭合不全，双侧声带运动正常

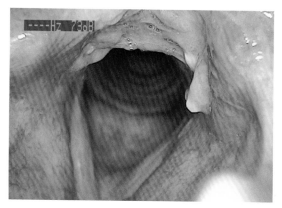 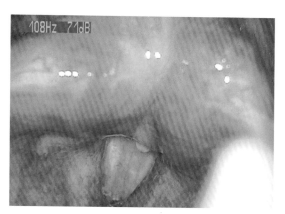

（1）吸气相（inspiration）　　　　　　　　　　（2）发音相（phonation）

反流性喉炎　reflux laryngitis

男，31岁，咽痒伴间断刺激性干咳3个月，RSI 35。既往反流性食管炎6~7年伴反酸、烧心。频闪喉镜检查见双声带略水肿，左侧可见假性声带沟，杓区黏膜充血，杓间区黏膜不规则增厚，表面散在白色角化物，双侧声带运动正常

第四节   全身相关性疾病

Manifestations Systemic Disease

　　系统性红斑狼疮、白塞病、肉芽肿性多血管炎、复发性多软骨炎等也可引起咽、喉及气管改变,临床表现多样,临床诊断中应予以仔细鉴别。

　　其中白塞病(Behcet's disease,BD)又称贝赫切特病,是一种以慢性全身性血管炎为病理特征的疾病,主要表现为复发性口腔溃疡、生殖器溃疡、眼炎及皮肤损害。而复发性多软骨炎(relapsing polychondritis)是一种病因未明的、以软骨组织炎症为特点的自身免疫性疾病,反复发作,慢性进展。复发性多软骨炎累及多器官,临床表现千变万化,从间歇性发作的耳部的疼痛、耳廓畸形及鼻软骨炎或多发性关节炎到严重的进行性多器官损害,近1/2的患者喉、气管及支气管会受累及,最常见的症状为吸气性呼吸困难,其次为声音嘶哑,喉镜检查可见声门区、声门下区的弥漫性肿胀,软组织增厚,声带下缘可见黏膜环形增生改变伴梭形狭窄。随着病变进展,可出现声门及声门下狭窄,气管黏膜增生、气管软化、气管环轮廓模糊、塌陷引起气管支气管瘢痕性狭窄甚至闭锁。

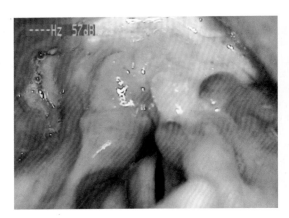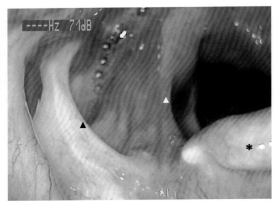

白塞病伴咽喉部溃疡及瘢痕   Behcet's disease presenting laryngopharyngeal ulcer and scar

男,33岁,反复口腔及外阴部溃疡伴咽喉部痛3年,激素治疗缓解。喉镜检查见咽会厌襞(▲)、杓会厌襞(△)瘢痕,环后黏膜片状溃疡坏死、伴肉芽组织增生,双侧声带运动正常(＊会厌)

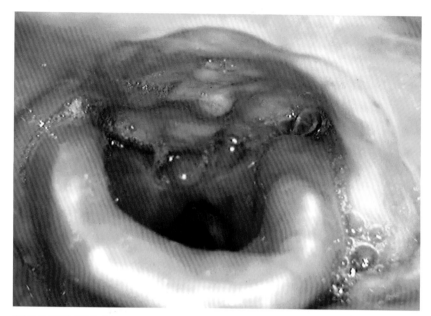

男，40岁，反复咽痛3年加重1.5个月，口服激素缓解。喉镜检查见下咽后壁及咽侧壁黏膜大面积溃疡坏死，激素治疗缓解

复发性咽喉部溃疡　recurrent laryngopharyngeal ulcerations

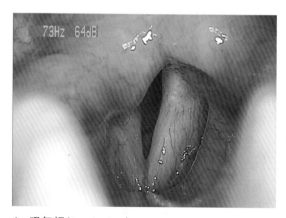

A. 吸气相（inspiration）

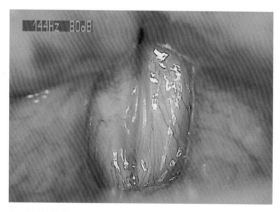

B. 发音相（phonation）

（1）双侧声带麻痹、右侧构状软骨切除术后声门区（the glottic portion of a patient with bilateral vocal fold paralysis after the surgery of right arytenoids cartilage excision）

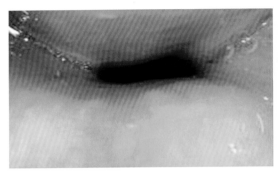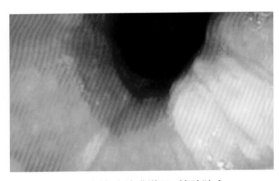

A. 气管上段管壁塌陷狭窄，气管轮廓消失　　　　　　B. 气管套管下方管壁黏膜增厚、管腔狭窄

（2）气管塌陷（tracheal collapse）
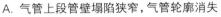

复发性多软骨炎伴双侧声带麻痹及喉气管狭窄　relapsing polychondritis presenting bilateral vocal fold paralysis and tracheal stenosis

女，64 岁，活动后吸气性呼吸困难 10 年，右侧杓状软骨切除 + 气管切开术后 4 个月不能堵管

女，40 岁，呼吸困难伴声音嘶哑 7 年。频闪喉镜检查见声门及声门上形态正常，声门下缩窄。CT 显示环状软骨管腔变窄，软骨及软组织增生

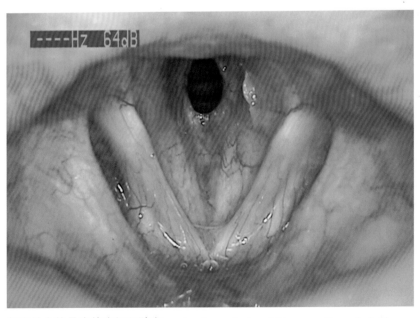

复发性多软骨炎伴声门下狭窄　relapsing polychondritis presenting subglottic stenosis

第五章　特异性感染性疾病
Specific Infectious Diseases

　　一些特异性感染性疾病包括结核、梅毒、真菌病及喉硬结病等也可以引起咽喉部炎性改变，需与非特异性炎症相鉴别，以免误诊及漏诊。

第一节　咽梅毒
Syphilis of the Oropharynx

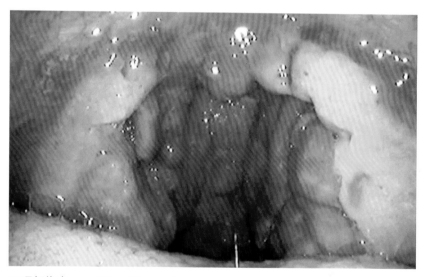

咽部疼痛伴咽部异物感3个月，无发热及盗汗。咽部检查见咽部黏膜弥漫性充血，双侧扁桃体Ⅱ度肿大，表面颗粒状，舌腭弓及扁桃体表面广泛灰白色渗出，喉部未见异常

口咽部梅毒　syphilis of the oropharynx

35

第二节　真菌感染

Mycotic Infections

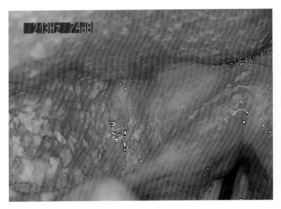

A. 治疗前（before treatment）

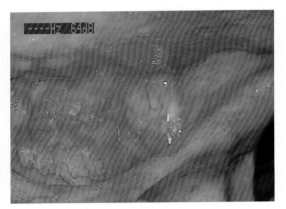

B. 保守治疗后 1 周（one week after conservative treatment）

（1）右侧梨状窝区（the right pyriform sinus）

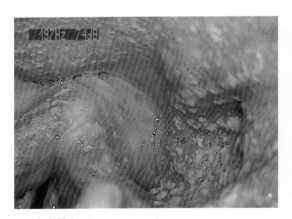

C. 治疗前（before treatment）

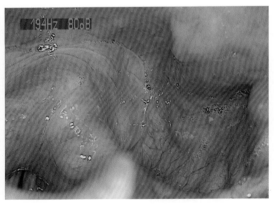

D. 保守治疗后 1 周（one week after conservative treatment）

（2）左侧梨状窝区（the left pyriform sinus）

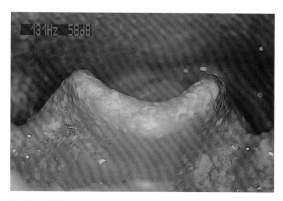

E. 治疗前（before treatment）

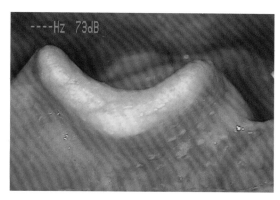

F. 保守治疗后 1 周（one week after conservative treatment）

（3）会厌（the epiglottis）

咽部真菌感染　mycotic infections of the pharynx

频闪喉镜检查见舌根、双咽侧壁、咽后壁、会厌舌面、双侧梨状窝弥漫分布斑片样白色物，略凸出；保守治疗后恢复

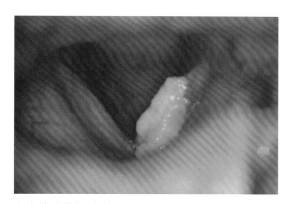

喉真菌感染（左侧）　mycotic infections of the left vocal fold

频闪喉镜检查见左侧声带较厚白色物附着，病理检查可见真菌菌丝及孢子

第三节 喉结核
Tuberculous Laryngitis

喉结核(tuberculous laryngitis)可以累及声门区、声门上区及声门下区,以声门区多见,且以单侧声带受累为主。喉结核患者临床表现容易与喉癌相混淆,主诉多以声嘶为主,仅少数患者存在消瘦、低热、盗汗等相关全身症状。喉部体征可表现为黏膜充血、水肿、溃疡坏死、糜烂、肉芽肿样增生等,后期会出现瘢痕狭窄。

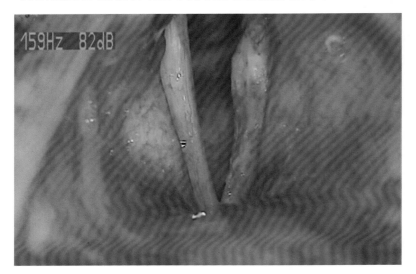

男,50岁,上呼吸道感染后持续性声音嘶哑2个月,无发热及盗汗。频闪喉镜检查见左侧声带前中部呈溃疡样不规则凹陷,后部膨出,左侧声带黏膜波消失,声带运动正常

喉结核(左侧声带) tuberculosis of the left vocal fold

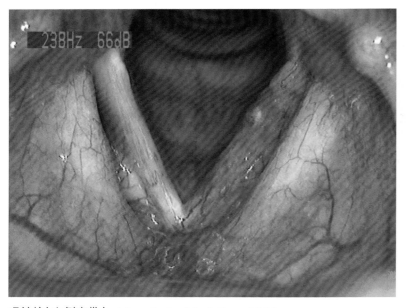

女,52岁,持续性声音嘶哑2个月。频闪喉镜检查见左侧声带充血,黏膜粗糙、僵硬,左侧声带黏膜波消失,声带运动正常

喉结核(左侧声带) tuberculosis of the left vocal fold

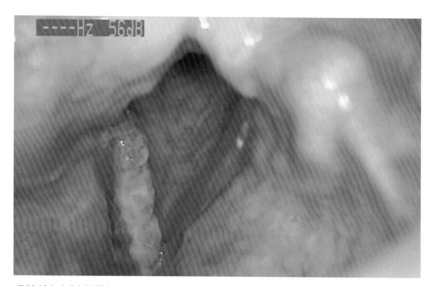

喉结核（右侧声带） tuberculosis of the right vocal fold

男，49岁，声音嘶哑4个月伴夜间盗汗。频闪喉镜检查见右侧声带前中部溃疡样凹陷，表面覆以白色物，后部肉芽肿样增生，右侧声带黏膜波消失，声带运动正常

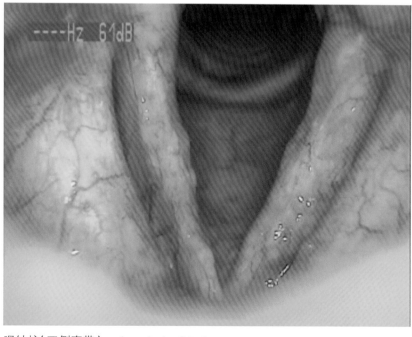

喉结核（双侧声带） tuberculosis of the larynx

女，24岁，持续声音嘶哑1年。频闪喉镜检查见双侧声带黏膜粗糙、不规则，双侧黏膜波消失，声带运动正常

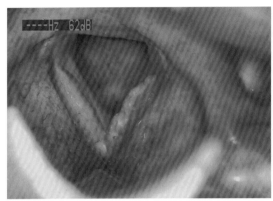 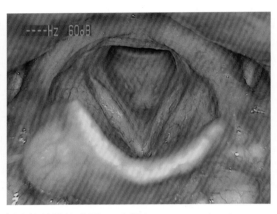

（1）治疗前（before treatment） （2）抗结核治疗后11个月（eleven months after antituberculotic therapy）

喉结核（左侧声带）合并肺结核 co-existence of laryngeal and pulmonary tuberculosis

男，48岁，患者同时合并肺结核。频闪喉镜检查见会厌舌面右侧囊肿，左侧声带全长不规则增生肿物，左侧声带黏膜波消失，声带运动正常；抗结核治疗后声带形态及黏膜波恢复正常

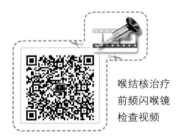

喉结核治疗前频闪喉镜检查视频

抗结核治疗11个月后频闪喉镜检查视频

第六章 黏膜良性病变
Benign Mucosal Disorders

喉部黏膜良性病变，主要位于声门上及声门区。声门区病变以声带小结、声带息肉、声带囊肿、声带任克水肿等最为多见，常由于用嗓过度或用嗓不当所致，其他诱因还包括感染、过敏、吸烟及咽喉反流等。声音嘶哑的程度与病变部位、大小及病程有关。用嗓异常还会导致声带血管性病变，包括：血管扩张，静脉曲张或血肿等，使发声障碍进一步加重。儿童的声音嘶哑不容忽视。儿童发声障碍可来自于发育异常或与儿童发音滥用有关（儿童声带小结较为常见）。

第一节 会厌及室带囊肿
Epiglottic and Ventricular Fold Cysts

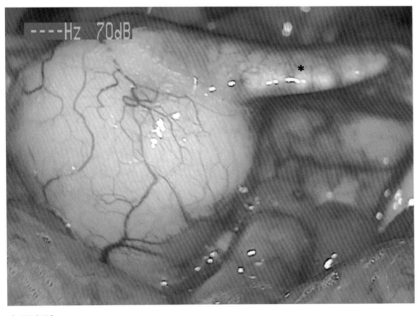

会厌舌面右侧球形淡黄色、光滑囊肿样增生（＊会厌）

会厌囊肿 epiglottic cyst

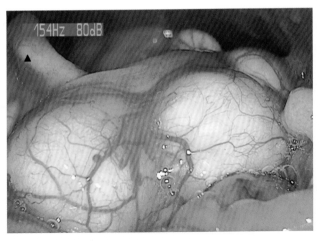

（1）会厌囊肿（epiglottic cysts）

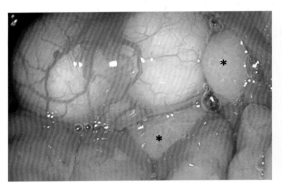

（2）白光下观察（observation under normal white light）

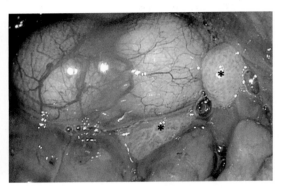

（3）NBI下观察（observation with NBI）

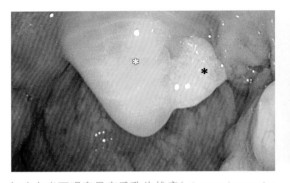

（4）白光下观察悬雍垂乳头状瘤（observation under normal white light）

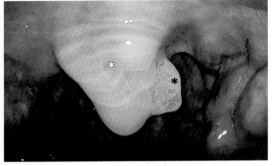

（5）NBI下观察悬雍垂乳头状瘤（observation with NBI）

会厌囊肿及咽部乳头状瘤　epiglottic cysts and pharyngeal papilloma

会厌舌面、左侧杓会厌襞可见淡黄色广基囊肿样物，悬雍垂左侧、舌根左侧可见淡粉色乳头状瘤样物；NBI下乳头状瘤区域可见棕色点状异常血管增生（▲会厌，✿悬雍垂，＊乳头状瘤）

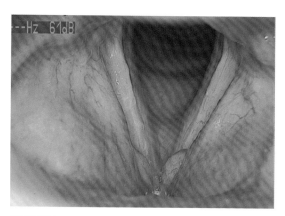

室带囊肿　ventricular fold cysts

双侧室带近喉室处淡红色囊肿样膨出物，表面光滑

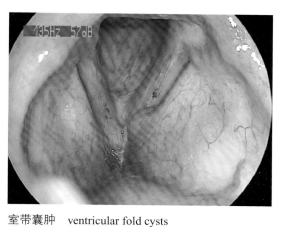

室带囊肿　ventricular fold cysts

持续声音嘶哑 1 个月，左侧室带前部淡红色广基囊肿样膨出物，表面光滑

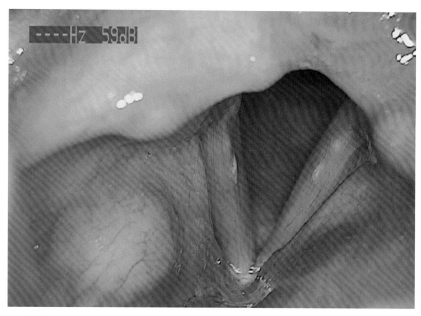

室带囊肿　ventricular fold cyst on the right side

患者咽部异物感 2 个月，曾有阵发性喉痉挛史。频闪喉镜检查见右侧室带局部黏膜下淡黄色半圆形囊肿样膨出，表面光滑

第二节   声带小结
——— Vocal Fold Nodules ———

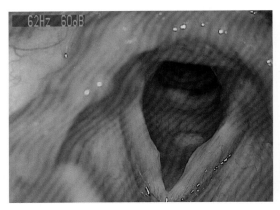

（1）吸气相（inspiration）

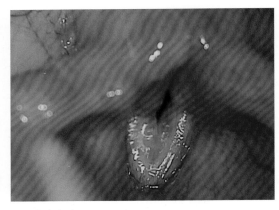

（2）发音相（phonation）

声带小结   vocal fold nodules

女，10岁，大声喊叫后间断性声音嘶哑6~7年，持续加重2年。频闪喉镜检查见双侧声带前中部边缘黏膜增厚膨出，双侧黏膜波轻度减低

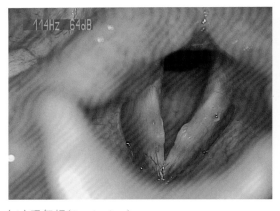

（1）吸气相（inspiration）

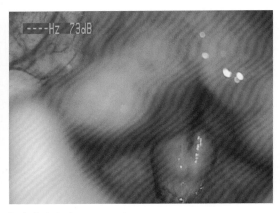

（2）发音相（phonation）

声带小结   vocal fold nodules

男，6岁，过度用嗓后持续性声音嘶哑2~3年。频闪喉镜检查见双侧声带肿胀，前中部边缘黏膜增厚膨出，双侧黏膜波轻度减低

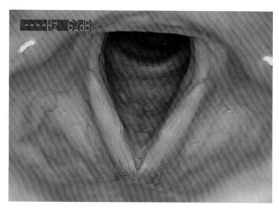

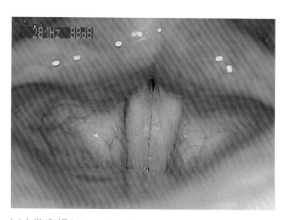

（1）吸气相（inspiration）　　　　　　　　（2）发音相（phonation）

声带小结　vocal fold nodules

女，39 岁，中学音乐教师，持续声音嘶哑 4 年，间断加重。频闪喉镜检查见双侧声带略水肿，前中 1/3 边缘黏膜肥厚凸出，黏膜波轻度减低

第三节　声带息肉
Vocal Fold Polyps

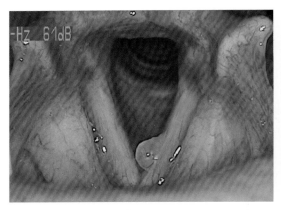

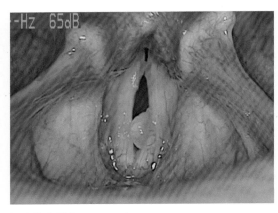

（1）吸气相（inspiration）　　　　　　　　　　　（2）发音相（phonation）

声带息肉　vocal fold polyp

男，20岁，感冒后持续声音嘶哑10个月，加重3个月，日常说话较多。频闪喉镜检查见左侧声带前中部边缘广基膨出半透明息肉样物，黏膜波轻度减低；右侧声带对应处黏膜增厚，发音相声门闭合呈沙漏样裂隙

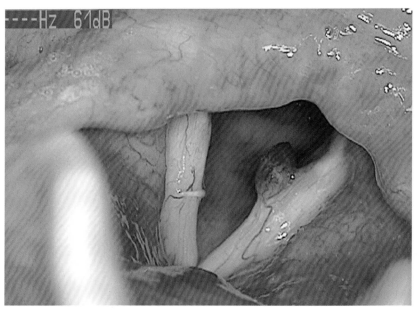

女，63岁，既往20年前曾行声带息肉切除术。频闪喉镜检查见双侧声带表面血管扩张，左侧声带中后部边缘红色息肉样物，黏膜波轻度减低；右侧声带中部表面白色条索物

声带息肉　vocal fold polyp

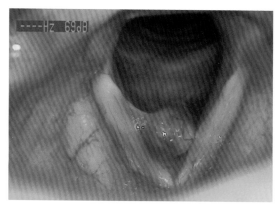
（1）吸气相（inspiration）

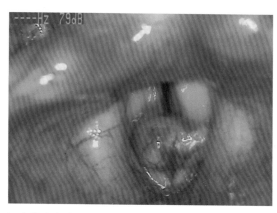
（2）发音相（phonation）

声带息肉　vocal fold polyp

女，43岁，过度用嗓后持续声音嘶哑2年，逐渐加重。频闪喉镜检查见右侧声带中部边缘膨出暗红色息肉样物，随呼吸运动，黏膜波未引出；左侧声带略水肿，前中部边缘黏膜增厚；发音相声门闭合不规则裂隙

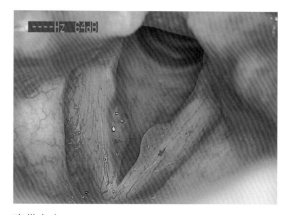

声带息肉　vocal fold polyps

双侧声带边缘广基半透明息肉样膨出，右侧黏膜下出血

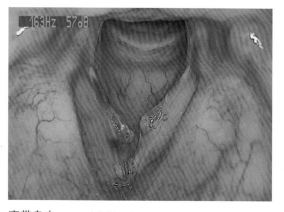

声带息肉　vocal fold polyps

双侧声带边缘广基半透明息肉样膨出，伴黏膜下出血

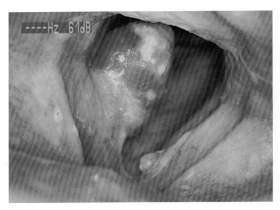

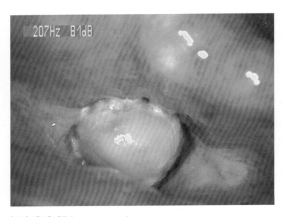

（1）吸气相（inspiration）　　　　　　　　　　（2）发音相（phonation）

声带息肉　vocal fold polyps

男，46岁，持续性声音嘶哑2~3年。频闪喉镜检查见双侧声带充血，右侧声带中后部边缘广基暗红色息肉样膨出物，表面白色物；左侧声带前中部边缘暗红色息肉样物，表面白色物；发音时声门上挤压伴黏膜颤动

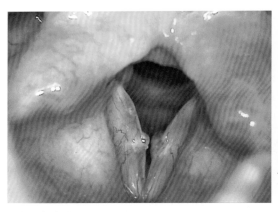

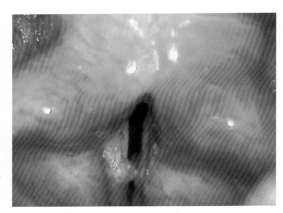

（1）吸气相（inspiration）　　　　　　　　　　（2）发音相（phonation）

声带息肉伴声带任克水肿　vocal fold polyps with Reinke's edema

女，39岁，间断声音嘶哑7~8年，加重2个月。频闪喉镜检查见双侧声带任克水肿，前中部息肉样膨出，杓间区黏膜肥厚；发音时左侧室带代偿性内收，声带黏膜波颤动，声门闭合沙漏样裂隙

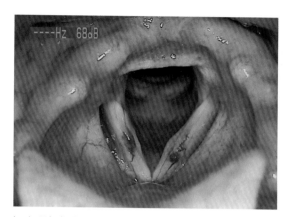

（1）吸气相（inspiration）

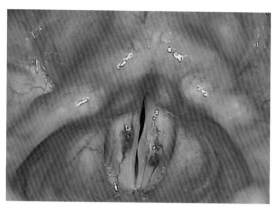

（2）发音相（phonation）

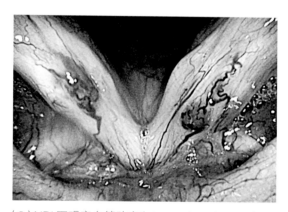

（3）NBI 下观察血管改变（observation with NBI）

声带息肉伴血管扩张　vocal fold polyps with varicosities and vascular mass

女，38 岁，持续性声音嘶哑 4 个月，加重 2 个月伴发音费力，既往喜大声喊叫。频闪喉镜检查见双侧声带黏膜肥厚，中部边缘呈广基息肉样膨出，声带表面血管迂曲扩张明显，局部膨隆，声带黏膜波未引出

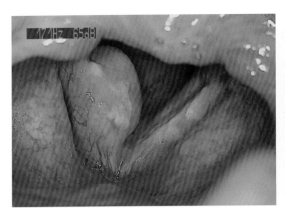 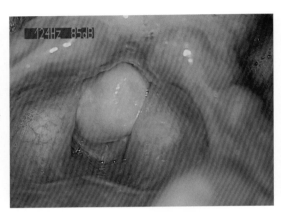

（1）吸气相（inspiration） 　　　　　　　　　　　（2）发音相（phonation）

声带息肉伴声带任克水肿　　vocal fold polyp with Reinke's edema

男，66 岁，持续性声音嘶哑 8 年。频闪喉镜检查见双侧声带任克水肿，吸气相呈广基鱼腹样膨出；右侧声带边缘广基息肉样膨出随发音上下运动

第四节 声带任克水肿

Reinke's Edema

　　声带任克水肿（Reinke's edema）表现为声带任克层全长慢性黏膜下高度水肿，患者病程较长，与吸烟、咽喉反流及甲状腺功能减退等因素密切相关。多数患者以声音嘶哑伴音高减低为主，少数严重者可合并呼吸困难或喉痉挛。

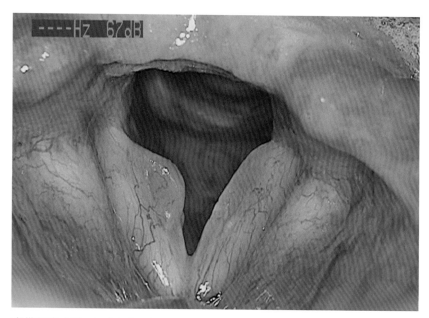

男，44岁，持续性声音嘶哑1年伴咽异物感，吸烟30年。频闪喉镜检查见双侧声带任克水肿，表面血管扩张，深吸气时呈广基鱼腹样膨出；右侧声带中后部边缘广基膨出半透明息肉样物

声带任克水肿　Reinke's edema

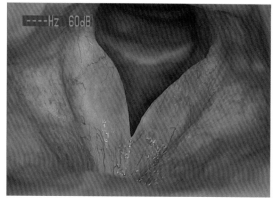

（1）吸气相（inspiration）　　　　（2）发音相（phonation）

声带任克水肿　Reinke's edema

男，53岁，频闪喉镜检查见双侧声带任克水肿，吸气相呈广基鱼腹样膨出，表面微血管扩张明显，黏膜波轻度减低

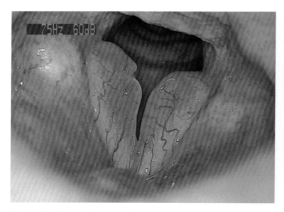

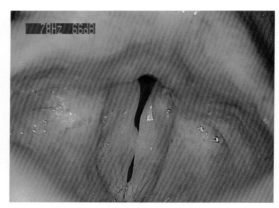

（1）吸气相（inspiration）　　　　　　　（2）发音相（phonation）

声带任克水肿　Reinke's edema

男，53岁，持续性声音嘶哑10年，吸烟史30年。频闪喉镜检查见双侧声带任克水肿，吸气相呈广基鱼腹样膨出，表面微血管扩张明显，黏膜波轻度减低

声带任克水肿频闪喉镜检查视频

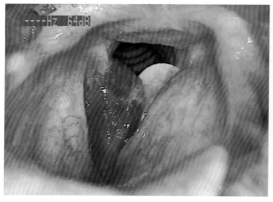

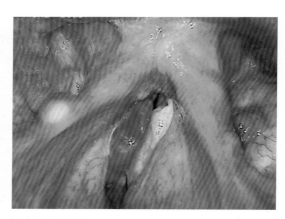

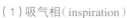（1）吸气相（inspiration）　　　　　　　（2）发音相（phonation）

声带任克水肿伴声带白斑　Reinke's edema with vocal fold leukoplakia

男，53岁，持续声音嘶哑10年，加重4~5年伴咽部异物感，剧烈活动后感憋气。频闪喉镜检查见右侧杓会厌襞淡黄色囊肿样物膨出，双侧声带任克水肿，呈广基鱼腹样膨出，右侧伴黏膜下出血，左侧声带表面白色物

第五节　声带囊肿
Vocal Fold Cysts

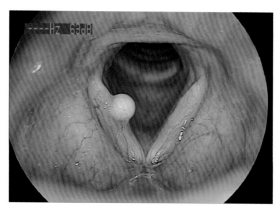

（1）吸气相（inspiration）　　　　　　　　　　（2）发音相（phonation）：患侧黏膜波减低

声带囊肿　vocal fold cyst

持续声音嘶哑2个月，伴发音疲劳。频闪喉镜检查见右侧声带中后部边缘白色囊肿样物膨出，黏膜波中度减低，左侧声带对应处黏膜肥厚，发音相声门闭合沙漏样裂隙

频闪喉镜检查见双侧声带黏膜充血、水肿，左侧前中部边缘白色囊肿样物膨出，黏膜波中度减低

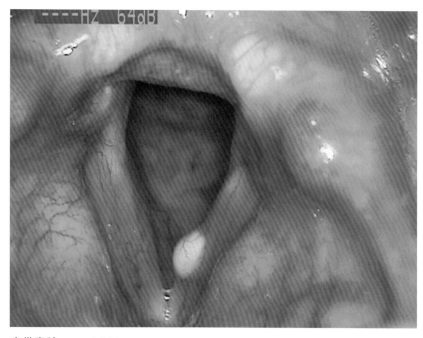

声带囊肿　vocal fold cyst

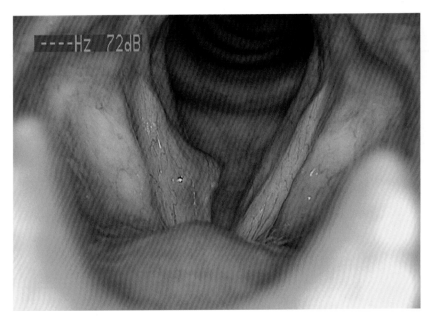

频闪喉镜检查见右侧声带前中部边缘广基囊肿样膨隆，黏膜波中度减低；双侧可见假性声带沟

声带囊肿　vocal fold cyst

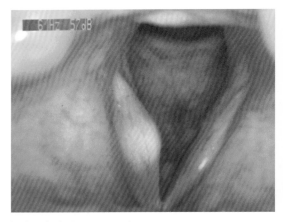

（1）吸气相（inspiration）　　　　　（2）发音相（phonation）

声带囊肿　vocal fold cyst

频闪喉镜检查见右侧声带中部黏膜下淡黄色囊肿样物膨出，黏膜波重度减低，发音相声门闭合沙漏样裂隙

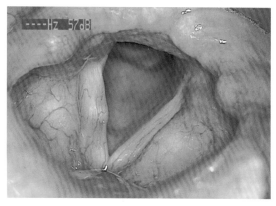

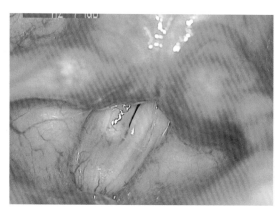

（1）吸气相（inspiration）　　　　　　　　　（2）发音相（phonation）

声带囊肿　vocal fold cyst

频闪喉镜检查见右侧声带中部黏膜下囊肿样膨出物，黏膜波中度减低

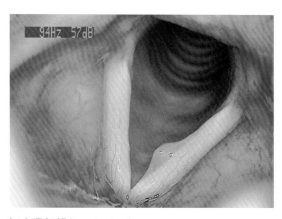

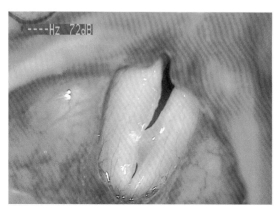

（1）吸气相（inspiration）　　　　　　　　　（2）发音相（phonation）

声带囊肿　vocal fold cyst

频闪喉镜检查见左侧声带前中部边缘广基半透明囊肿样物膨出，黏膜波中度减低，右侧声带对应处黏膜增厚，发音相声门闭合沙漏样裂隙

第七章　其他良性病变
Miscellaneous Benign Lesions

本章主要描述喉部肉芽肿，喉淀粉样变性病，声带沟及类脂质蛋白沉积症等疾病特征及频闪喉镜表现。

第一节　喉部肉芽肿
Granuloma of the Larynx

喉部肉芽肿与医源性损伤（包括气管插管、手术创伤）、机械性损伤、咽喉反流等因素刺激有关。其中声带接触性肉芽肿是位于声带突的良性病变，目前认为咽喉反流是其主要诱因之一。

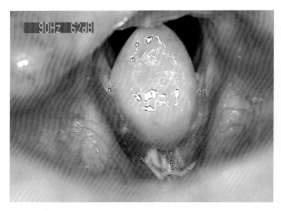 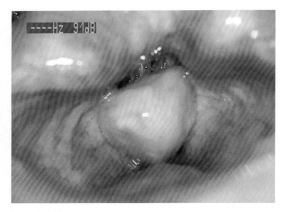

（1）吸气相（inspiration）　　　　　　　　　　（2）发音相（phonation）

插管术后声带肉芽肿（右）　a granuloma of the right vocal fold caused by previous general anesthesia intubation

患者全身麻醉气管插管术后2天出现声音嘶哑。频闪喉镜检查见右侧声带黏膜充血，声门区巨大淡黄色肉芽肿样增生物，表面光滑

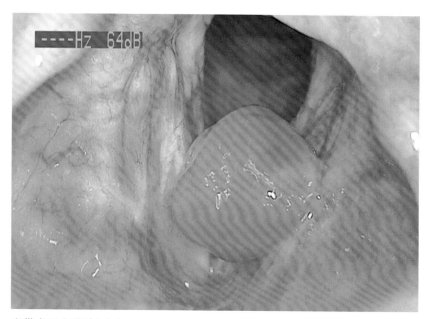

频闪喉镜检查见左侧室带淡红色肉芽肿样增生物,表面光滑

室带术后肉芽肿(左) a granuloma of the left ventricular fold caused by previous surgery

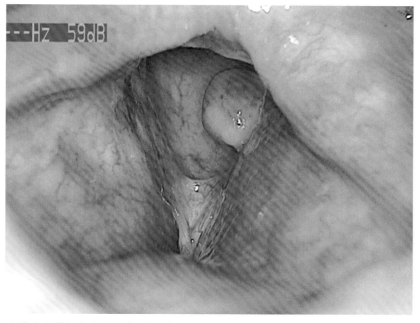

左侧声带切除术后 2 个月。频闪喉镜检查见左侧声带切除术后状态,声带突水平淡红色肉芽肿样增生物

声带癌声带切除术后肉芽肿(左) a granuloma of the left vocal fold process caused by previous glottic carcinoma surgery

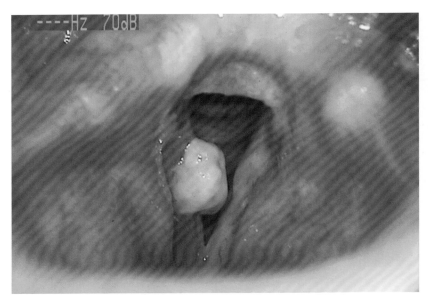

无诱因持续声音嘶哑 1 个月。频闪喉镜检查见右侧声带充血，中后部边缘广基肉芽肿样增生物，表面白色物，局部黏膜波消失

声带肉芽肿（右）   a granuloma of the right vocal fold

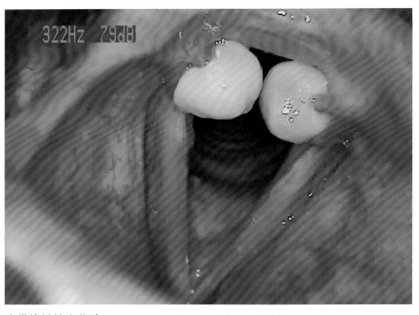

频闪喉镜检查见双侧声带突对称性白色肉芽肿样增生物，表面光滑

声带接触性肉芽肿   contact granulomas of the vocal folds

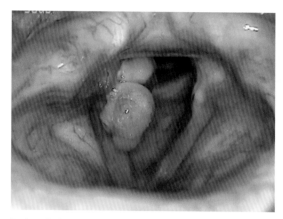

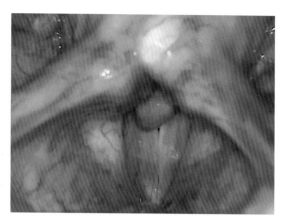

（1）吸气相（inspiration）

（2）发音相（phonation）

声带接触性肉芽肿（右） contact granulomas of the right vocal fold

频闪喉镜检查见右侧声带突分叶状淡黄色肉芽肿样增生物，表面光滑

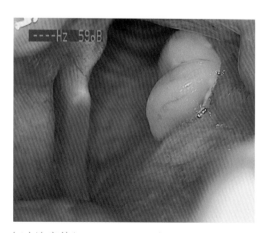

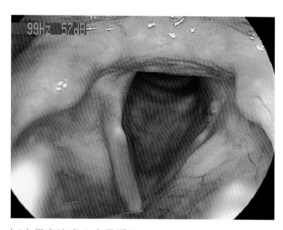

（1）治疗前（before treatment）

（2）保守治疗 5 个月后（five months after conservative treatment）

声带接触性肉芽肿（左） contact granulomas of the left vocal fold

无诱因持续声音嘶哑 3 个月。频闪喉镜检查见左侧声带突分叶状淡黄色肉芽肿样增生物，表面光滑，保守治疗 5 个月后肉芽肿基本消失

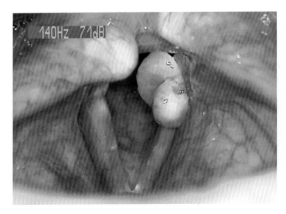

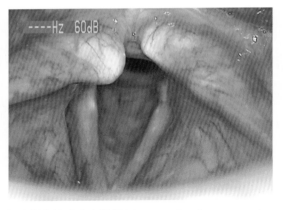

（1）治疗前（before treatment）

（2）保守治疗 3 个月后（three months after conservative treatment）

声带接触性肉芽肿（左）　contact granulomas of the left vocal fold

咽异物感伴反复清嗓 6 个月，渐进性声音嘶哑 2 个月，既往慢性胃炎 2 年伴明显反酸、烧心。频闪喉镜检查见左侧声带突分叶状淡黄色肉芽肿样增生物，表面光滑，保守治疗 3 个月后肉芽肿消失

第二节　喉淀粉样变性病
Amyloidosis of the Larynx

　　喉淀粉样变性病（amyloidosis of the larynx）是一种代谢性疾病，为可溶性蛋白质以异常不可溶性的淀粉体蛋白形式在细胞外沉积，导致组织及器官损伤。在呼吸道中，喉部是最常见的发病部位。喉淀粉样变性病发病呈缓慢渐进性，症状不典型，可表现为咽部不适、声音嘶哑、呼吸困难、吞咽困难等；最常见于声门上区（室带、喉室），其次为声门及声门下区，一些还会累及气管、支气管。主要表现为光滑的黏膜下结节，呈蜡样淡黄色肿胀，弥漫性或肿瘤样增生。

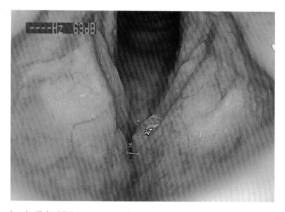 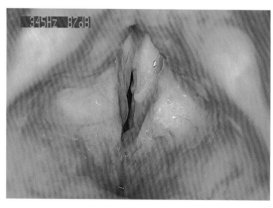

（1）吸气相（inspiration）　　　　　　　　　（2）发音相（phonation）

喉气管淀粉样变性　laryngotracheal amyloidosis

频闪喉镜检查见会厌喉面局部不规则，双侧室带黏膜肥厚、前中部边缘不规则，双侧喉室黏膜增厚、淡红色膨出物，前部呈结节样；双侧声带运动正常；声门下、气管上段黏膜表面淡黄色不规则膨出物

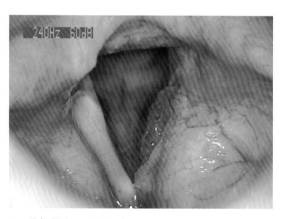 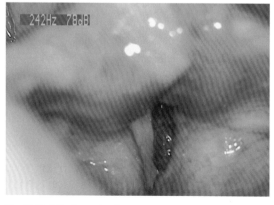

A. 吸气相（inspiration）　　　　　　　　　B. 发音相（phonation）

喉室及室带淀粉样变性（左）　amyloidosis involving the left supraglottic area

频闪喉镜检查见左侧室带膨隆，左侧喉室可见淡红色不规则膨出物，略僵硬；左侧声带被遮挡，声带运动正常

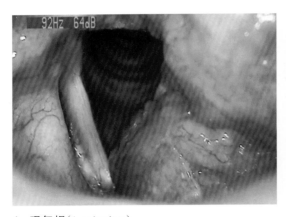

A. 吸气相（inspiration）

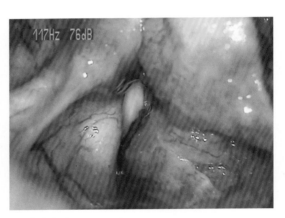

B. 发音相（phonation）

（1）术前（preoperative view）

喉淀粉样变性
术前频闪喉镜
检查视频

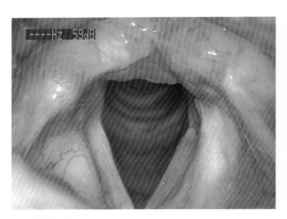

A. 吸气相（inspiration）

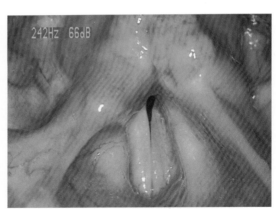

B. 发音相（phonation）

（2）CO₂ 激光喉显微手术术后 1 年（one year after CO₂ laser microphonosurgery）

喉淀粉样变性（左） laryngeal amyloidosis on the left side

频闪喉镜检查见左侧室带、喉室及杓区黏膜淡黄色不规则膨出，遮挡左侧声带，声带运动正常。CO₂ 激光喉显微手术术后 1 年复查见喉部形态及声带运动近正常

第三节 声带沟

Sulcus Vocalis

　　声带沟(sulcus vocalis)症状多数开始于青春期,可表现为持续性声音嘶哑伴气息声,发音疲劳及发音无力。频闪喉镜下可见沿声带边缘沟样凹陷,可累及声带全长或部分,声带呈现弓形,声门闭合呈梭形裂隙,可伴有声门上功能亢进。声带振动僵硬度增加,黏膜波减低。

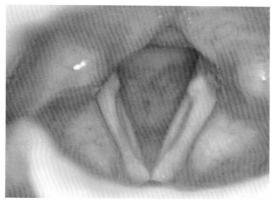

（1）吸气相（inspiration）

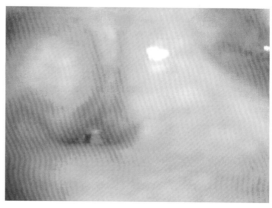

（2）发音相（phonation）

声带沟（双）伴声门上功能亢进 bilateral sulcus vocalis with supraglottic hyperfunction

频闪喉镜下见双侧声带边缘明显沟样凹陷,发音时声门上挤压遮挡声门

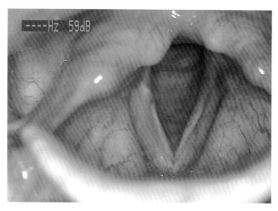

（1）吸气相（inspiration）

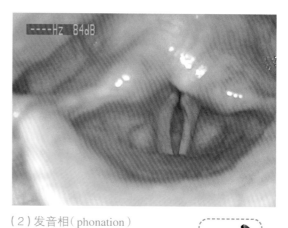

（2）发音相（phonation）

声带沟（双） bilateral sulcus vocalis

男,19岁,自变声期后持续声音嘶哑3年。频闪喉镜检查见双侧声带边缘沟样凹陷;发音时声带振动僵硬、黏膜波减低、声门闭合呈梭形裂隙,声门上挤压

声带沟频闪喉镜检查视频

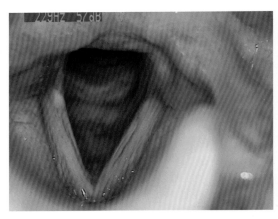 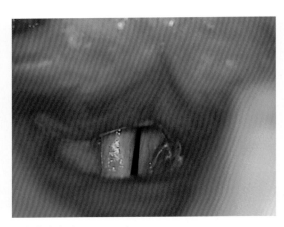

（1）吸气相（inspiration） （2）发音相（phonation）

声带沟（双） bilateral sulcus vocalis

男，25岁，持续性声音嘶哑17年。频闪喉镜检查见双侧声带边缘沟样凹陷，左侧明显，发音相声门上前-后挤压

第四节 类脂质蛋白沉积症

Lipoid Proteinosis of the Larynx

类脂质蛋白沉积症（lipoid proteinosis）为罕见的皮肤及黏膜透明变性，喉部改变是类脂质蛋白沉积症最具特征性的黏膜表现，主要累及声带及杓间区黏膜。声音嘶哑常常为类脂质蛋白沉积症首发及最常见的症状，多数出现于婴儿期，并可伴随终生。类脂质蛋白沉积症还可以并发全身其他部位黏膜及皮肤改变，包括口腔黏膜、眼睑、面部及四肢皮肤等。

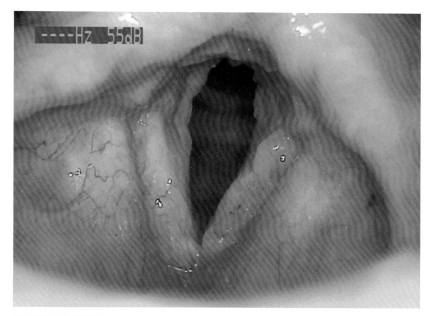

女，30岁，出生后出现持续性声音嘶哑。频闪喉镜检查见双侧声带全长及杓间区广基淡黄色不规则膨出物，声带僵硬、黏膜波消失，声带运动正常

类脂质蛋白沉积症 lipoid proteinosis of the larynx

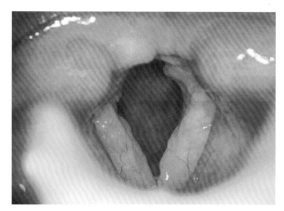

（1）声门区（glottis involvement）

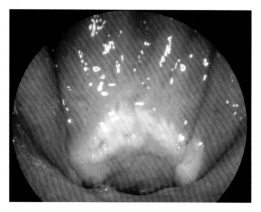

（2）咽部（pharyngeal involvement）

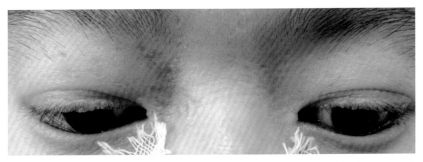

（3）眼睑部（upper eyelids involvement）：上睑缘半透明串珠形丘疹样病变，面部皮肤不规则痘痕伴色素沉着

类脂质蛋白沉积症 lipoid proteinosis

女，20岁，3岁始出现持续性声音嘶哑，10岁时发现眼睑部半透明丘疹样病变，面部及四肢皮肤增厚、瘢痕样。频闪喉镜检查见声门区双侧声带及杓间区广基淡黄色不规则物沉积，咽部不规则淡黄色物沉积
（引自：Xu W, Wang L, Zhang L, et al. Otolaryngological manifestations and genetic characteristics of lipoid proteinosis. Ann Otol Rhin Laryngol, 2010, 119（11）: 767-771）

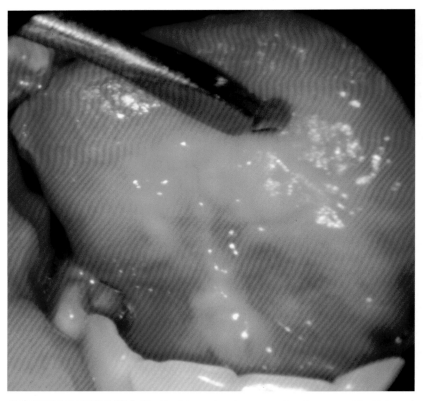

患者13~14岁时发现舌体厚硬，不能卷舌。局部可见舌及舌系带淡黄色物沉积，舌系带短
（引自：徐文，王磊，张丽等. 类脂蛋白沉积症喉部表现与处理. 中华耳鼻咽喉头颈外科杂志，2010，45（4）: 301-304）

类脂质蛋白沉积症舌部改变 lipoid proteinosis, tongue involvement with thickened frenulum

第八章 喉 外 伤
Laryngeal Trauma

　　各种外伤、腐蚀伤、热损伤、异物、手术等原因可使喉部软骨、黏膜及软组织、关节损伤或移位，引起声音嘶哑及（或）呼吸困难、吞咽困难等并发症。后期部分会出现瘢痕狭窄。

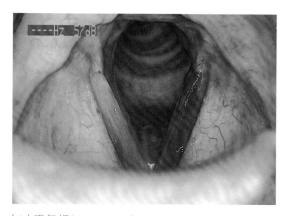

（1）吸气相（inspiration）

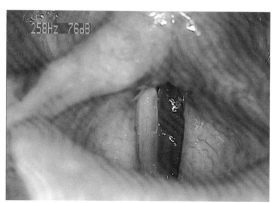

（2）发音相（phonation）

声带出血（左） hemorrhage of the left vocal fold

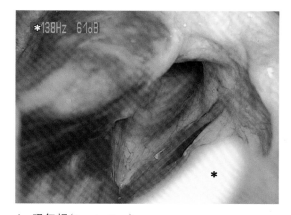

A. 吸气相（inspiration）

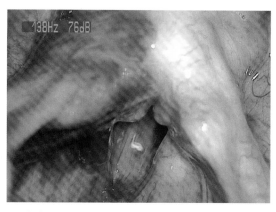

B. 发音相（phonation）

（1）右侧杓区及右侧室带黏膜下出血，右侧声带近正中位固定，发音相声门闭合完全（＊会厌）

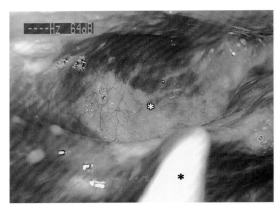 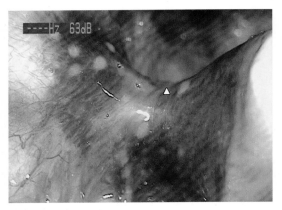

（2）右侧咽会厌襞（△）、杓会厌襞、梨状窝（☼）黏膜下出血（＊会厌）

闭合性喉外伤伴右侧黏膜下出血及右侧声带运动不良　blunt trauma of the larynx with diffuse submucosal hemorrhage on the right side and immobility of the right vocal fold

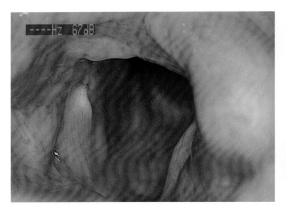

A. 吸气相（inspiration）

B. 发音相（phonation）

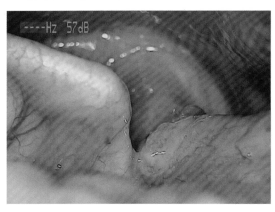

C. 声门上（supraglottic area）

开放性喉外伤伴甲状软骨骨折　penetrating laryngeal injury with a displaced fracture of the thyroid ala

患者发音呈耳语声。频闪喉镜检查见会厌部分缺如，声门上及声门区瘢痕样改变，声门前部结构异常，双侧声带前部及前连合缺如；发音相双杓前内移，声门上挤压明显

第九章 声带运动障碍

Vocal Fold Immobility

中枢神经系统、周围神经系统或肌肉、关节疾患均可引起声带运动障碍（vocal fold immobility），症状的严重程度多因损伤程度、声带的位置及喉功能的代偿程度而异。单侧声带麻痹（unilateral vocal fold paralysis）或杓状软骨脱位（arytenoid dislocation）症状相似，表现为不同程度声音嘶哑、气息声、发音疲劳及呛咳，声带固定或声带运动受限，声门不完全闭合。双侧声带麻痹（bilateral vocal fold paralysis）中双侧声带外展麻痹（bilateral abductor vocal fold paralysis）最常见，常伴随严重的呼吸困难及喉鸣，双侧声带内收麻痹则会导致声音嘶哑及误吸。

第一节 声带麻痹
Vocal Fold Paralysis

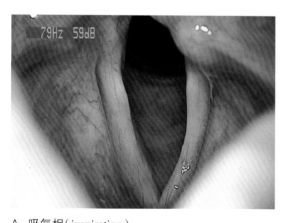

A. 吸气相（inspiration）

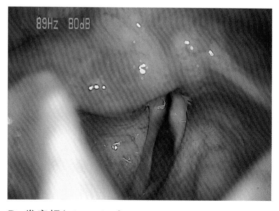

B. 发音相（phonation）

（1）术前（preoperative view）

左侧声带麻痹
术前频闪喉镜
检查视频

69

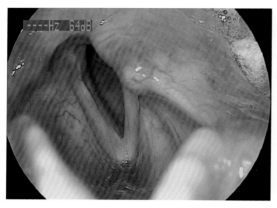
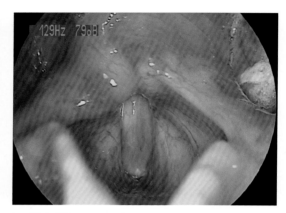

A. 吸气相（inspiration）　　　　　　　　　　B. 发音相（phonation）

（2）左侧声门旁间隙脂肪注射术后 7 个月（seven months after injection of autogenous fat in paraglottic space，maintaining a normal voice）

食管癌术后声带麻痹（左）　left vocal fold paralysis following esophageal carcinoma surgery

男，71 岁，食管癌术后声音嘶哑。治疗前频闪喉镜检查见左侧声带呈弓形，外展位固定，发音相时声门闭合较大裂隙，双侧声带垂直平面对称，黏膜颤动，声门上挤压。左侧声门旁间隙脂肪注射术后 7 个月发音正常，频闪喉镜检查见声带饱满、内移，声门闭合完全，黏膜波正常

左侧声带麻痹行左侧声门旁间隙脂肪注射术后 7 个月频闪喉镜检查视频

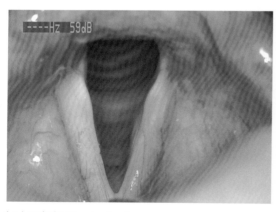
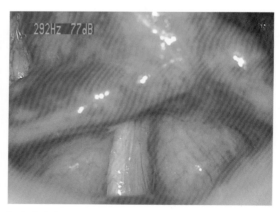

（1）吸气相（inspiration）　　　　（2）发音相（phonation）：声门闭合及声带黏膜波正常

左侧声带麻痹行左侧声门旁间隙脂肪注射术后 10 年（发音正常）
left vocal fold paralysis，10 years after injection of autogenous fat，still maintaining a normal voice

频闪喉镜检查见左侧声带旁正中位固定，声带形态、声门闭合及黏膜波正常

左侧声带麻痹行左侧声门旁间隙脂肪注射术后 10 年频闪喉镜检查视频

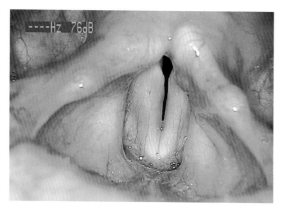

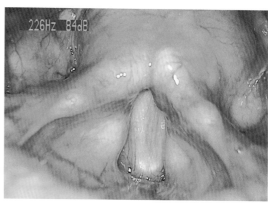

（1）吸气相（inspiration）　　　　　　　　　　（2）发音相（phonation）

双侧声带外展麻痹伴呼吸困难　bilateral abductor vocal fold paralysis with dyspnea

患者因甲状腺癌行双侧甲状腺切除，术后出现吸气性呼吸困难行气管切开，不能堵管，发音正常。频闪喉镜检查见双侧声带正中位固定，吸气相不能外展；发音时声门闭合完全，声带黏膜波正常，室带轻度代偿

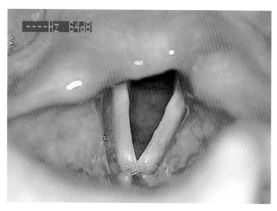

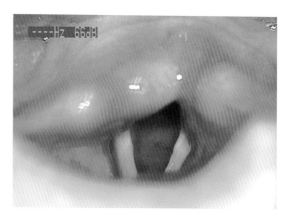

（1）吸气相（inspiration）　　　　　　　　　　（2）发音相（phonation）

双侧声带内收麻痹伴声音嘶哑　bilateral vocal fold paralysis with dysphonia

女，10岁，闭合性颅脑外伤、气管插管后，耳语声。频闪喉镜检查见右侧声带旁正中位、左侧声带外展位固定，发音时双侧声带不能内收、声门不能闭合、声门上前-后挤压

第二节　杓状软骨脱位
Arytenoid Dislocation

　　杓状软骨脱位（arytenoid dislocation）多由于全身麻醉时气管插管所致，也有少数患者因咳嗽或喷嚏或因鼻饲管插入等刺激导致杓状软骨自发性脱位。患者症状及喉镜征象很难与声带麻痹相鉴别，临床上主要结合病史及临床体征进行诊断，特别是患者是否有全麻插管史、外伤史，是否患有风湿免疫类疾病等。喉肌电图检查有助于对声带运动不良的原因进一步判断。尽早进行杓状软骨复位可以获得满意的疗效。

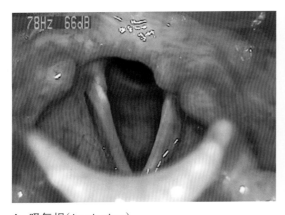

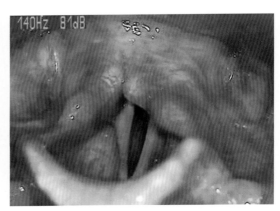

A. 吸气相（inspiration）

B. 发音相（phonation）

（1）治疗前（before treatment）

左侧杓状软骨脱位治疗前频闪喉镜检查视频

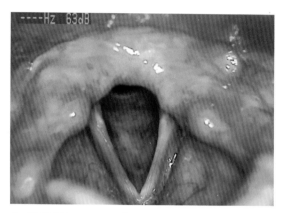

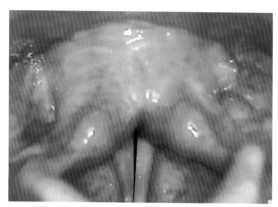

A. 吸气相（inspiration）

B. 发音相（phonation）

（2）左侧杓状软骨复位 10 天后（10 days after reduction）

左侧杓状软骨脱位 arytenoid dislocation on the left side

女，20 岁，全身麻醉气管插管妇科手术后声音嘶哑。治疗前：频闪喉镜检查见左侧声带旁正中位固定，发音相声门闭合不全、较大裂隙，双侧声带垂直平面左侧较右侧高，黏膜波颤动。左侧杓状软骨复位 10 天后：发音正常，声带运动、黏膜波、声带对称性及声门闭合恢复正常

左侧杓状软骨复位 10 天后频闪喉镜检查视频

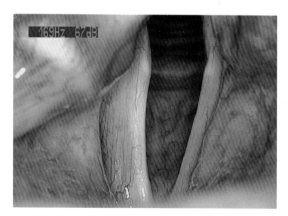

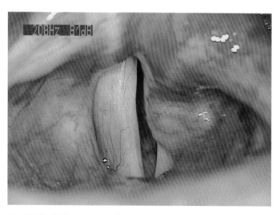

A. 吸气相（inspiration）

B. 发音相（phonation）

（1）治疗前（before treatment）

右侧杓状软骨脱位治疗前频闪喉镜检查视频

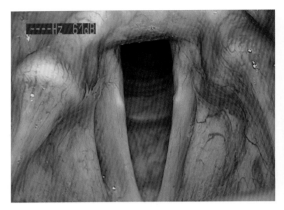

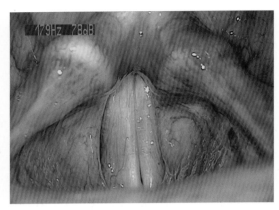

A. 吸气相（inspiration）

B. 发音相（phonation）

（2）杓状软骨复位2周后（2 weeks after reduction）

右侧杓状软骨脱位　arytenoid dislocation on the right side

男，77岁，全身麻醉喉罩胆囊切除术后声音嘶哑。治疗前：频闪喉镜检查见右侧声带呈弓形，正中位偏外侧固定，发音相左侧室带重度代偿性内收，右侧声带黏膜波轻度减低，声门闭合不全、较大裂隙，双侧声带垂直平面右侧较左侧高。杓状软骨复位2周后：发音正常，频闪喉镜检查见声带运动、黏膜波及声门闭合恢复正常，左侧室带代偿性内收明显改善。双侧垂直平面差异明显改善

右侧杓状软骨复
位2周后频闪喉
镜检查视频

第十章 痉挛性发声障碍

Spasmodic Dysphonia

痉挛性发声障碍（spasmodic dysphonia）主要由于发声时以甲杓肌为主的内收肌突发非随意收缩或痉挛引起声门的过度内收（关闭）致使声带停止振动。表现为发声时音质紧张呈痉挛样发声。诊断目前以主观评价为基础，依靠临床表现来判断。痉挛性发声障碍目前公认的首选治疗方式仍以喉肌内注射肉毒杆菌毒素 A 为主。笔者通过研究提出，痉挛性发声障碍在临床特征的基础上可以结合患者喉肌电图特征进行诊断及疗效评定。

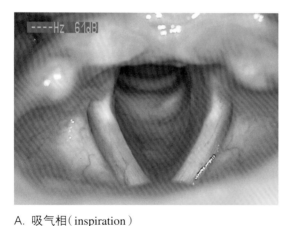 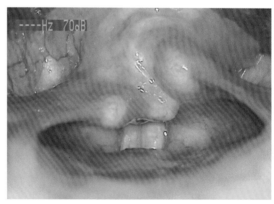

A. 吸气相（inspiration）　　　　　　　　B. 发音相（phonation）

（1）治疗前（before treatment）

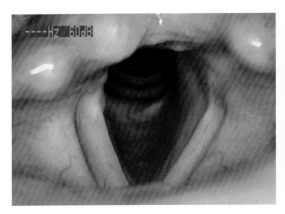 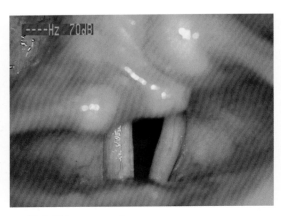

A. 吸气相（inspiration）　　　　　　　　B. 发音相（phonation）

（2）双侧甲杓肌肉毒素注射治疗2周后（two weeks after botulinum toxin injection of bilateral TA muscles）

内收肌型痉挛性发声障碍　adductor spasmodic dysphonia

患者发音中断6年，伴音紧、发音费力。治疗前：频闪喉镜检查见发音相杓区挤压明显，发音末喉部可见震颤。双侧甲杓肌肉毒素注射治疗后2周：发音紧张及中断消失代之以气息声，频闪喉镜检查见双侧声带内收受限，发音相声门闭合不全、较大裂隙

第十一章 功能性发声障碍
Functional Dysphonia

　　功能性发声障碍（functional dysphonia）患者喉部生理结构正常，由于多种因素刺激或诱发下发音方式或发音行为异常，包括发音疲劳、肌紧张性发声障碍、功能性失声、室带发音等，导致声音嘶哑甚至完全失声，常发生于精神创伤或情绪激动后，也可以继发于喉部器质性病变。过度控制用嗓也会继发功能性发声障碍。发音训练是功能性发声障碍的主要治疗方式，同时可以辅助以心理治疗。

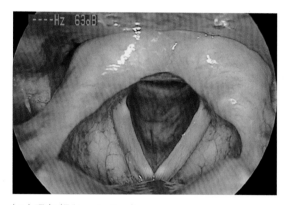

（1）吸气相（inspiration）

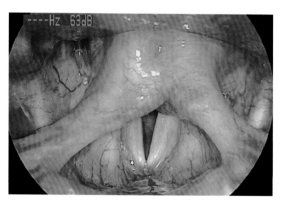

（2）发音相（phonation）

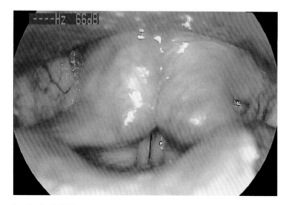

（3）咳嗽相（coughing）

功能性失声　functional aphonia

女，52岁，持续性声音嘶哑3个月，曾噤声2个月；发音耳语样，咳嗽音正常。频闪喉镜检查见双侧声带形态正常，发音相声门闭合不全、较大裂隙，咳嗽时声门闭合完全

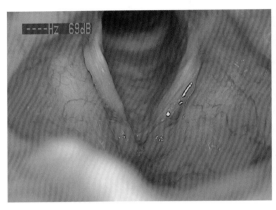

（1）吸气相（inspiration）

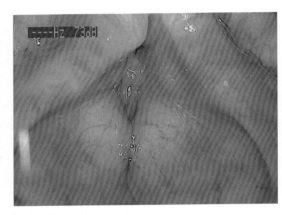

（2）发音相（phonation）

功能性失声   functional aphonia

男，11岁，过度用嗓后持续性声音嘶哑20天，限制用嗓7天。频闪喉镜检查见双侧喉室前部黏膜肥厚膨出，遮挡声带前部及前连合，发音相双侧室带完全代偿性内收，遮挡声门

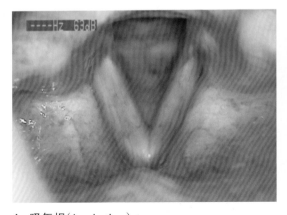

A. 吸气相（inspiration）

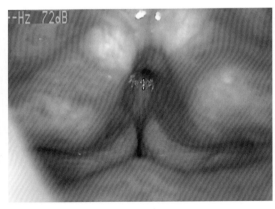

B. 发音相（phonation）

（1）发音训练前（before voice therapy）

功能性发声障碍
发音训练前频闪
喉镜检查视频

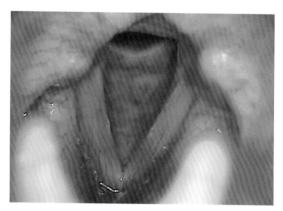

A. 吸气相（inspiration）

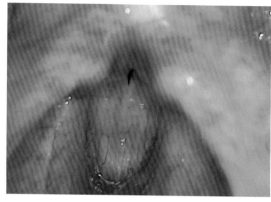

B. 发音相（phonation）

（2）发音训练后（after voice therapy）

功能性发声障碍　functional dysphonia

男，19岁，发音及咳嗽呈耳语声。发音训练前：频闪喉镜检查见双侧声带形态正常，声带运动正常，发音相室带过度代偿性内收，遮挡声门。发音训练后：嗓音正常，频闪喉镜检查见发音相声门上代偿消失，声带黏膜波正常

功能性发声障碍
发音训练后频闪
喉镜检查视频

第十二章 喉 狭 窄

Laryngeal Stenosis

喉狭窄（laryngeal stenosis）是指各种原因引起喉腔狭窄甚至闭锁，部分同时合并气管狭窄，病因包括喉部外伤、医源性损伤（气管插管）、化学性及物理性损伤、全身性免疫系统疾病、特异性感染、喉肿物、先天畸形、神经性及特发性因素等。

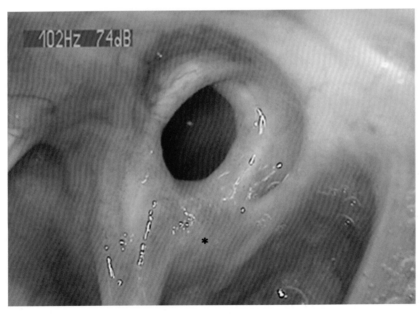

会厌舌面、咽侧壁及咽后壁呈瘢痕样改变，会厌形态异常（＊），喉前庭呈环形缩窄

咽喉部瘢痕狭窄　laryngopharyngeal stenosis

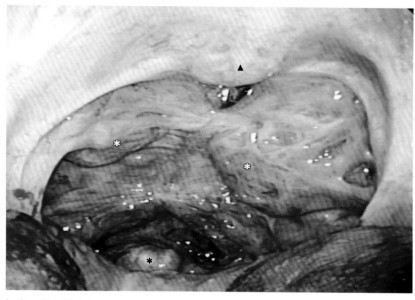

口咽后壁、咽侧壁瘢痕缩窄，软腭后隙消失，扁桃体瘢痕样改变（✲扁桃体，▲悬雍垂，＊会厌）

（1）口咽部狭窄（oropharyngeal stenosis）

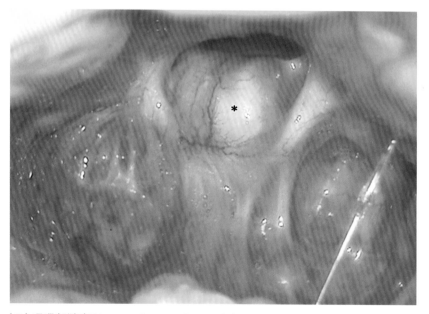

下咽部瘢痕缩窄，会厌形态异常（＊）

（2）咽喉部狭窄（laryngopharyngeal stenosis）

咽部瘢痕狭窄（化学性烧伤后） laryngopharyngeal stenosis caused by caustic ingestion

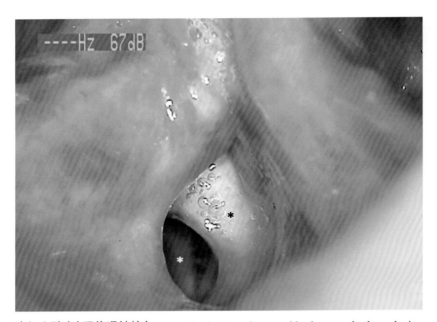

频闪喉镜检查见声门上瘢痕狭窄（＊），声带形态正常（❀），声带运动受限

声门上狭窄（既往喉结核）　supraglottic stenosis caused by laryngeal tuberculosis

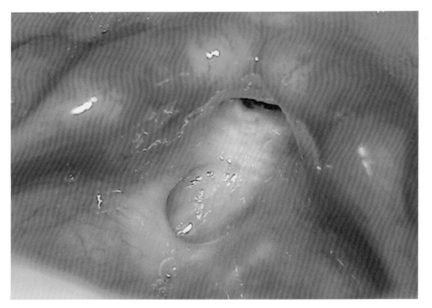

女，14 岁，喉乳头状瘤多次手术后呼吸困难伴声音嘶哑。频闪喉镜检查见会厌无畸形，声门上及声门区瘢痕样改变，声带粘连、结构不清，声门后部可见裂隙

喉乳头状瘤术后喉狭窄　laryngeal stenosis caused by previous surgical removal of recurrent laryngeal papilloma

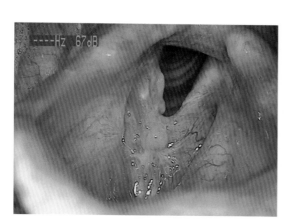

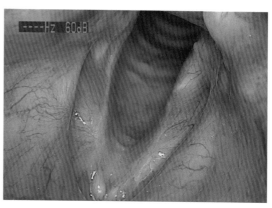

（1）术前（preoperative view）

（2）喉显微手术下喉蹼松解分离术后 5 个月（five months after microphonosurgery）

声门癌术后喉蹼 a glottic web caused by previous surgical removal of glottic carcinoma

术前频闪喉镜检查见双侧声带前中部瘢痕样粘连，局部不规则伪膜及肉芽增生，黏膜波消失。喉显微手术下喉蹼松解分离术后 5 个月：声音嘶哑改善，频闪喉镜检查见声门形态改善

第十三章 声 带 瘢 痕

Vocal Fold Scar

声带瘢痕（vocal fold scar）主要是由于声带特有的分层结构被破坏或消失导致声带振动减低或消失，可同时伴有声门闭合不全，从而影响发音功能。先天因素、外伤、感染、肿瘤、手术损伤等因素均可以导致声带瘢痕的形成，而后者是临床医生在进行外科操作时应尽可能避免出现的。

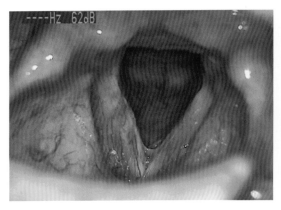
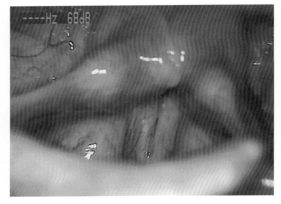

A. 吸气相（inspiration）   B. 发音相（phonation）

右侧声带息肉术后声带瘢痕   vocal fold scar from previous right vocal fold polypectomy

右侧声带息肉术后2个月声音嘶哑加重。频闪喉镜检查见右侧声带僵硬、瘢痕样改变，黏膜波重度减低

声带息肉术后声带瘢痕频闪喉镜检查视频

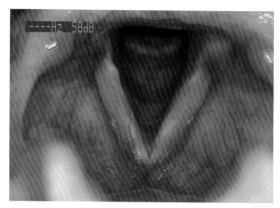
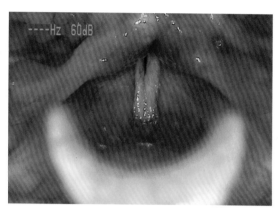

（1）吸气相（inspiration）　　　　　　　　　　　（2）发音相（phonation）

双侧声带术后声带瘢痕　bilateral vocal fold scar from previous phonosurgery

双侧声带术后 18 个月，发音耳语声。频闪喉镜检查见双侧声带僵硬、黏膜波消失

第十四章 喉部良性肿瘤

Benign Tumors of the Larynx

喉部良性肿瘤（benign tumors of the larynx）以喉乳头状瘤、血管瘤、纤维瘤、脂肪瘤、软骨瘤等多见。临床症状因肿瘤大小及部位而异，早期症状不典型，可有声音嘶哑、咽部异物感或阻塞感，血管瘤可有咯血，肿瘤较大时可有呼吸困难和/或吞咽障碍。

第一节　喉乳头状瘤

Laryngeal Papillomatosis

喉乳头状瘤（laryngeal papillomatosis）可以发生于儿童及成人，儿童喉乳头状瘤是儿童最常见的喉部良性肿瘤，发病年龄低，多发生于 4 岁以下，病变范围、病情严重程度及复发频率远远高于成人型，常引起声音嘶哑、呼吸困难，严重者可危及患儿生命。成人型喉乳头状瘤有恶变倾向。

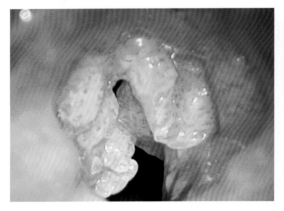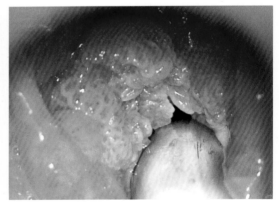

（1）男，15 个月（a 15-month-old boy）　　　　（2）女，2 岁（a 2-year-old girl）

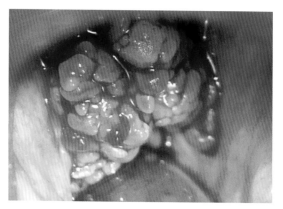
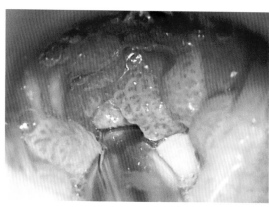

（3）男，3岁（a 3-year-old boy）　　　　　　　　　　　（4）男，4岁（a 4-year-old boy）

儿童喉乳头状瘤（术中所见）　juvenile laryngeal papillomatosis（intraoperative view）

以上患儿均有不同程度呼吸困难及声音嘶哑，术中见喉部乳头状瘤样增生，阻塞气道

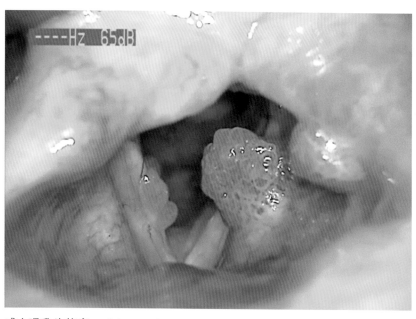

频闪喉镜检查见左侧室带、杓区，右侧声带散在乳头状瘤样增生

成人喉乳头状瘤　adult-onset laryngeal papillomatosis

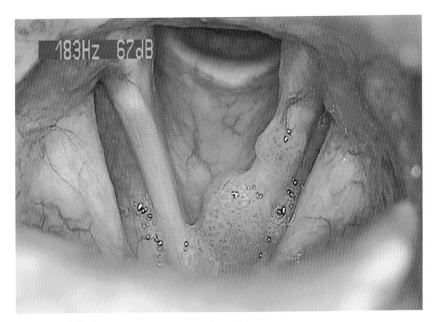

频闪喉镜检查见左侧声带乳头状瘤样增生

成人喉乳头状瘤 adult-onset laryngeal papilloma

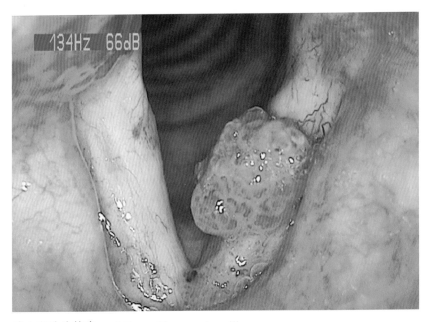

频闪喉镜检查见左侧声带乳头状瘤样增生

成人喉乳头状瘤 adult-onset laryngeal papilloma

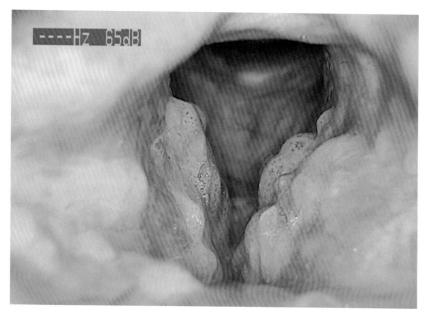

频闪喉镜检查见会厌舌面、双侧室带、双侧声带全长弥漫性膨出淡粉色团簇状乳头状瘤样物，发音相双侧室带重度代偿、黏膜颤动

成人喉乳头状瘤　adult-onset laryngeal papilloma

第二节   咽喉血管瘤
Laryngopharyngeal Hemangioma

咽喉血管瘤(laryngopharyngeal hemangioma)可出现于软腭、咽后壁或咽侧壁、声门上、梨状窝等部位，儿童多见于声门下。可出现咽部不适、异物感、声音嘶哑或咯血等症状，病变部位可见紫红色肿物，易出血。

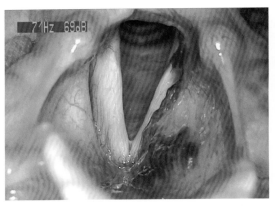

（1）声门上区吸气相 supraglottic area(inspiration)

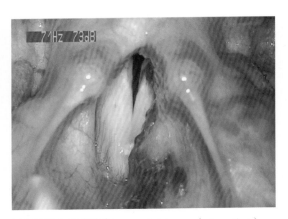

（2）声门上区发音相 supraglottic area(phonation)

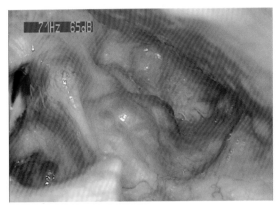

（3）梨状窝区（pyriform sinus）

喉血管瘤   laryngeal hemangioma

女，40 岁，无特殊自觉症状。频闪喉镜检查见左侧声门上广基紫红色血管瘤样物膨出，声门、声门下正常，声带运动正常

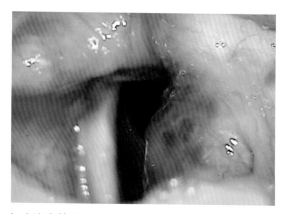 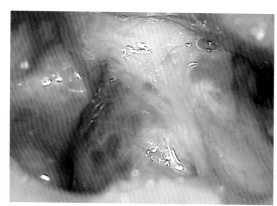

（1）治疗前（before treatment）

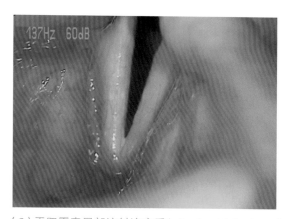 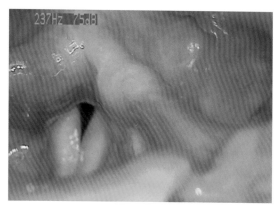

（2）平阳霉素局部注射治疗后（after local injection of pingyangmycin）

喉血管瘤（左侧声门上）　laryngeal hemangioma

女，41岁，无特殊自觉症状。治疗前：频闪喉镜检查见左侧杓会厌襞广基膨出紫红色血管瘤样物，延伸至左侧杓区及梨状窝，遮挡左侧声带，声带运动正常。平阳霉素局部注射治疗后：频闪喉镜检查见左侧声门上紫红色血管瘤样物消失，左侧室带瘢痕样改变

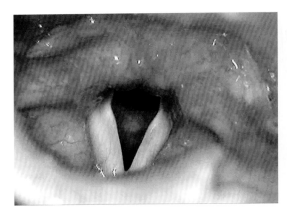

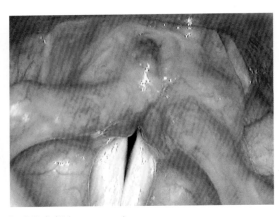

（1）吸气相（inspiration）   （2）发音相（phonation）

下咽血管瘤   hypopharyngeal hemangioma

女,33岁,咽异物感6个月。频闪喉镜检查见杓间区及左杓后外侧紫红色血管瘤样物

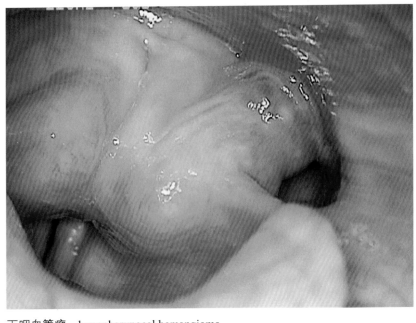

女,49岁,咽异物感1个月。频闪喉镜检查见左杓后外侧广基紫红色血管瘤样物

下咽血管瘤   hypopharyngeal hemangioma

第三节 喉软骨肿瘤
Chondroma of the Larynx

喉的软骨性肿瘤罕见，其中以喉软骨瘤（laryngeal chondroma）及低度恶性的软骨肉瘤（laryngeal chondrosarcoma）最常见。喉软骨瘤可发生于任何的喉软骨，但以环状软骨最为多见，甲状软骨、杓状软骨、会厌软骨等次之。大多数软骨肉瘤为低度恶性，发展缓慢，常常被误诊为软骨瘤。软骨瘤的直径常常小于 2～3cm，可发生在儿童及成人，而软骨肉瘤常常大于 3cm，以 60～70 岁老年人多见。

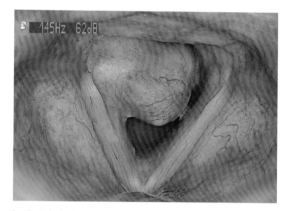 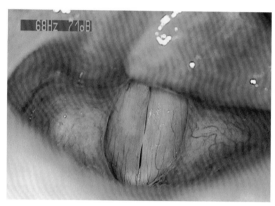

（1）吸气相（inspiration）　（2）发音相（phonation）

喉软骨肉瘤伴一度呼吸困难 laryngeal chondrosarcoma with dyspnea

女，74 岁，频闪喉镜检查见右侧声带突下方处广基膨出物，表面光滑，声带运动正常。既往史：患者 12 年前同一部位曾行软骨瘤切除

第十五章 喉 白 斑

Laryngeal Leukoplakia

喉白斑（laryngeal leukoplakia）多发生于声带，又称声带白斑（vocal fold leukoplakia）。声带白斑有一定的恶变倾向，声带白斑的组织病理学的改变包涵了从鳞状上皮增生、异型增生、原位癌等不同类型，其发生、发展与多种致病因素的长期作用有关。声带白斑患者常常以声音嘶哑为首发症状就诊，主要表现为波动性嘶哑、咽部不适、咽痛和（或）刺激性咳嗽等。

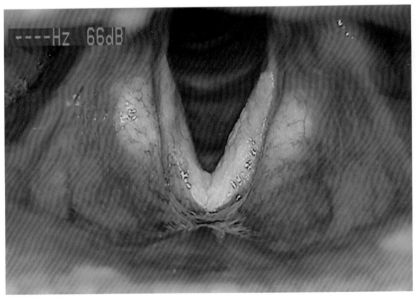

男，70岁，间断声音嘶哑2个月。频闪喉镜检查见左侧声带全长、前连合及右侧声带前部表面片状白色物，表面略不规则，黏膜波中度减低，双侧声带运动正常

声带白斑（鳞状上皮增生角化） vocal fold leukoplakia with hyperkeratosis and hyperplasia

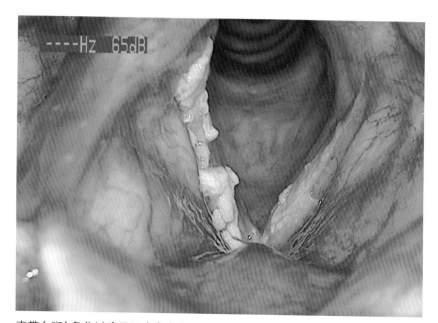

声带白斑（角化过度及不全角化） vocal fold leukoplakia with hyperkeratosis and parakeratosis

男，82岁，持续性声音嘶哑4个月，无反流史。频闪喉镜检查见右侧声带全长、前连合、左侧声带前中大部片状白色物，右侧重、局部不规则凸出，黏膜波右侧重度减低、左侧中度减低，双侧声带运动正常

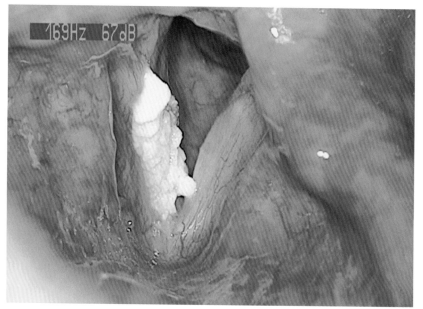

声带白斑（轻度异型增生） vocal fold leukoplakia with mild dysplasia

男，50岁，无诱因持续声音嘶哑5～6年，加重2个月，发现声带白斑3年，既往慢性浅表胃炎15年。近3年偶反酸。频闪喉镜检查见右侧声带较厚不规则白色物凸出，声带黏膜波重度减低，声带运动正常。24小时双探针pH监测未发现异常酸反流

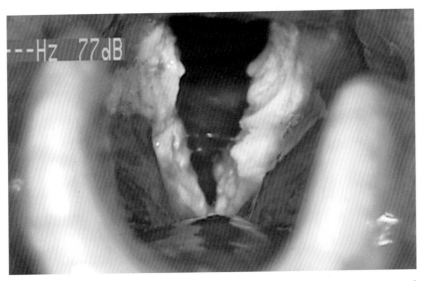

男，57 岁，过度烟酒刺激后间断声音嘶哑 1 年，加重 6 个月，偶反酸。频闪喉镜检查见双侧声带全长、右杓内侧广基凸出较厚不规则白色物，声带黏膜波消失，双侧声带运动正常。24 小时 pH 监测：咽喉反流 28 次（酸反流 8 次），胃食管反流 49 次（酸反流 45 次），Demeester 评分 40.4

喉白斑伴咽喉反流（轻中度异型增生） laryngeal leukoplasia with laryngopharyngeal reflux，mild to moderate dysplasia

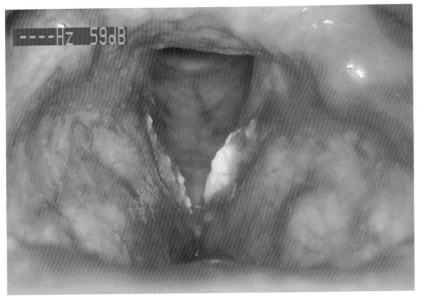

男，44 岁，过度烟酒刺激后间断声音嘶哑 3 个月。频闪喉镜检查见双侧声带中后部膨出粗糙肿物，表面覆以白色物，左侧重，声带黏膜波左侧消失、右侧中度减低，双侧声带运动正常

声带白斑（左侧高分化鳞癌，右侧重度异型增生） laryngeal leukoplasia，severe dysplasia of the right vocal fold and carcinoma of the left vocal fold

第十六章　恶性肿瘤
Malignant Tumors

咽喉部恶性肿瘤（malignant tumor）以鳞状细胞癌为主，因部位不同可出现声音嘶哑、吞咽困难、呼吸困难等症状以及颈部淋巴结转移及相邻器官累及的征象，症状往往在短期内进行性加重。

第一节　喉恶性肿瘤
Malignant Tumors of the Larynx

喉恶性肿瘤中喉癌的发病率最高，喉癌因累及部位不同分为声门上型喉癌、声门型喉癌、声门下型喉癌。声门上型及声门下型喉癌早期多无明显症状，而声音嘶哑是声门型喉癌的首发症状。

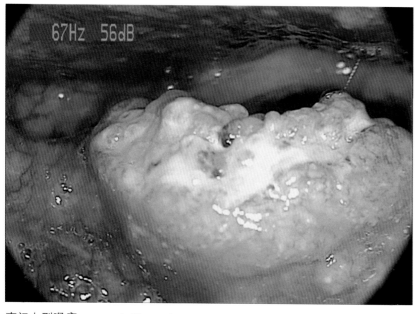

吞咽痛3个月，无声音嘶哑。喉镜检查见会厌缘粗糙肿物，表面溃疡坏死

声门上型喉癌　supraglottic carcinoma

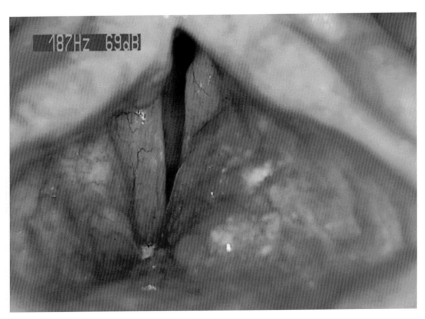

（1）白光下观察（observation under normal white light）

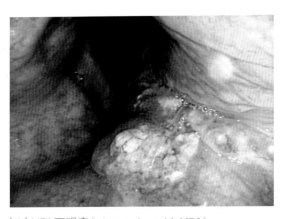 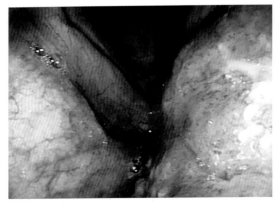

（2）NBI 下观察（observation with NBI）

声门上型喉癌　supraglottic carcinoma

喉镜检查白光下观察：可见病变累及会厌喉面及左侧室带，局部黏膜粗糙、不规则增生。NBI 下观察：可见会厌及左侧室带黏膜点状及迂曲线形异常血管增生

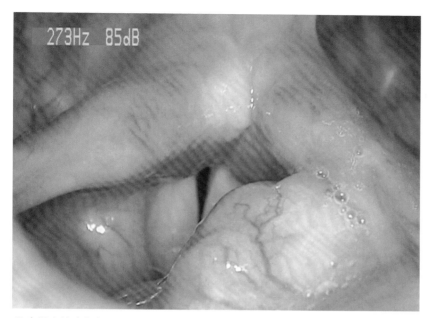

咽痛伴持续声音嘶哑 1 年。频闪喉镜检查见会厌喉面、左侧室带、左侧喉室淡红色结节样肿物膨出,声带形态及运动正常

喉腺样囊性癌(声门上) laryngeal adenoid cystic carcinoma

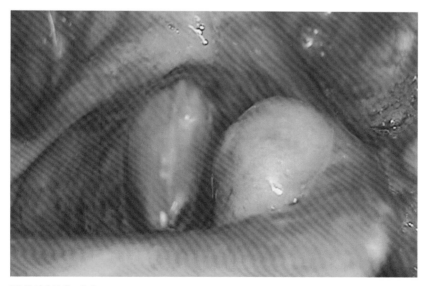

间断左侧咽痛 4 年,加重 6 个月,疼痛向左耳部放射。频闪喉镜检查见会厌喉面左侧广基淡红色类圆形肿物膨出,声带形态及运动正常

喉类癌(声门上) laryngeal carcinoid tumor

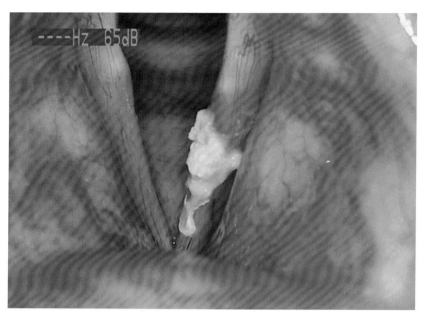

（1）术前（preoperative view）

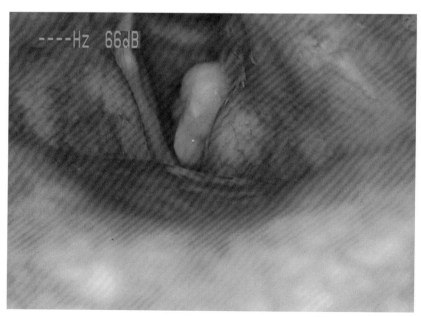

（2）CO₂激光左侧声带切除术后40天（forty days after CO₂ laser left cordectomy）

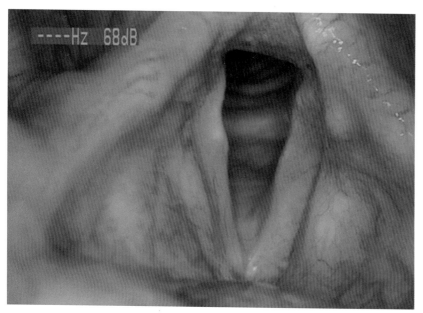

男,72岁,持续声音嘶哑2个月。术前:左侧声带前中部表面及边缘膨出广基不规则白色增生物,声带黏膜波重度减低,声带运动正常。CO_2 激光左侧声带切除术后40天:局部肉芽肿样增生物;CO_2 激光左侧声带切除术后3年,局部瘢痕

（3）CO_2 激光左侧声带切除术后3年(three years after CO_2 laser left cordectomy)

声门型喉癌(左)　glottic carcinoma

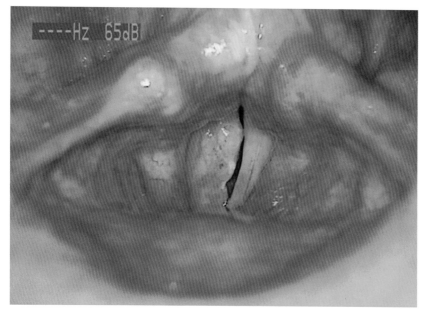

男,44岁,持续声音嘶哑4个月。频闪喉镜检查见右侧声带粗糙肿物,黏膜波重度减低,声带运动正常

声门型喉癌(右)　glottic carcinoma

声门型喉癌频闪喉镜检查视频

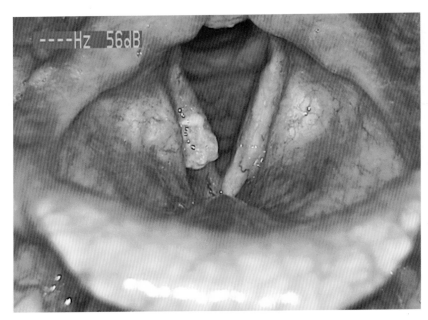

无诱因声音嘶哑 6 个月。频闪喉镜检查见右侧声带膨出乳头状肿物，声带黏膜波消失，声带运动正常

声门型喉癌（右） *glottic carcinoma*

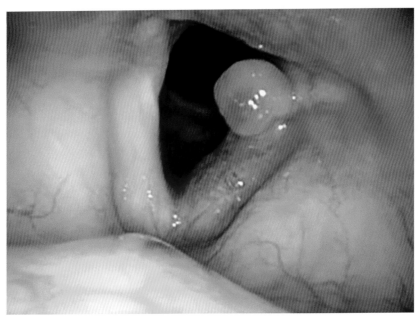

（1）白光下观察（observation under normal white light）

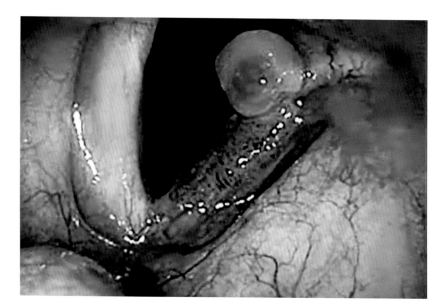

女，63 岁，用嗓过度后间断声音嘶哑 4 年，加重 3 个月呈持续性。喉镜检查白光下观察：左侧声带充血、黏膜粗糙，声带突光滑肉芽肿样增生。NBI 下观察：左侧声带表面、边缘及前连合下方可见棕色点状及线形异常血管增生

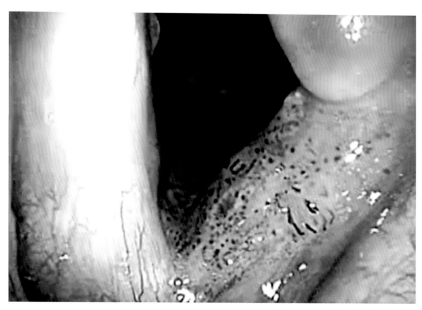

（2）NBI 内镜下（observation with NBI）

声门型喉癌（左），声带突接触性肉芽肿（左）　carcinoma and contact granuloma of the left vocal fold

喉镜检查白光下观察：声门瘢痕粘连，后部表面黏膜略膨出，右侧明显。

NBI下观察：可见粘连表面棕色点状异常血管增生，右侧后部及前连合处明显

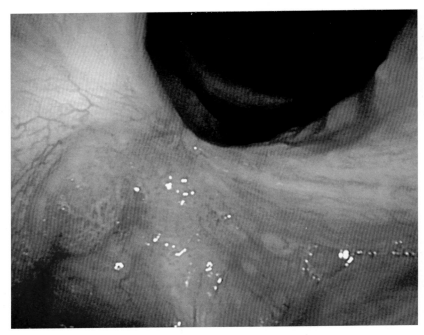

（1）白光下观察（observation under normal white light）

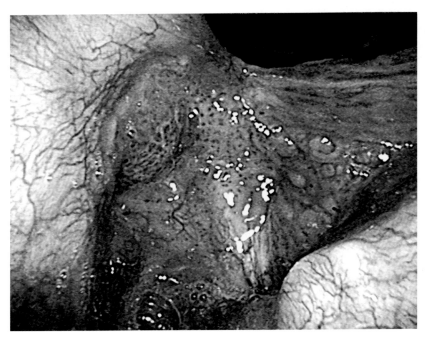

（2）NBI下观察（observation with NBI）

喉癌在白光及NBI内镜下的表现　endoscopic view of laryngeal carcinoma

第二节 下咽癌
Carcinoma of the Hypopharynx

下咽癌较少见，多发生于梨状窝区，其次为下咽后壁区，环后区少见。下咽癌患者早期缺乏特异性症状，出现咽部异物感或咽部疼痛者，易误诊为慢性咽炎。

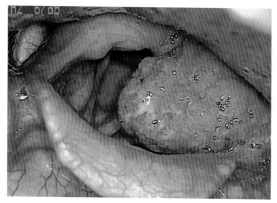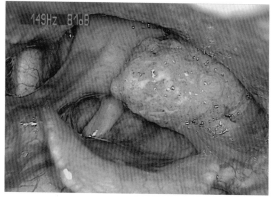

（1）吸气相（inspiration）　　　　　　　　（2）发音相（phonation）

下咽癌伴左侧声带固定　carcinoma of the hypopharynx with immobility of the left vocal fold

左侧咽异物感1个月余，伴吞咽不适。频闪喉镜检查见左侧梨状窝菜花样肿物，左侧声带旁正中位固定

中英文索引